コロナと認知症

進行を止めるために今日からできること

医師・長尾和宏

ブックマン社

はじめに

93歳の知人男性のお見舞いに、埼玉にある老人ホームを訪ねたときのこと。その方は父の自衛隊時代の同僚で、子どもの頃から交流があり、貧乏学生だった45年前の私が地元を離れて東京の医大に通うにあたって頼った、恩人のような存在です。

新型コロナの流行が始まってから、ちょうど3年が過ぎた頃のことでした。

面会時間は夕方4時半まで。しかも、施設内に入るには消毒、検温、体調報告、さらにはうがいまで強要されたうえに、「15分以内でお願いします」とくぎを刺されました。

コロナのクラスターが出たら困るからでしょう。3年経ったというのに、まだ面会制限、外出制限をしているのです。

そんなこんなの関門をくぐりぬけ、ようやく会えた恩人は、足腰がかなり弱っていて歩くことができず、認知症というわけではないものの、ややつじつまの合わないことを言っていました。久しぶりの再会だったので、その方の場合は、もしかしたら年相応のボケや衰えだったのかもしれません。でも、町医者としてたくさんの患者さんを診てきた立場から言うと、コロナ禍での過剰な自粛が認知症を増やし、要介護度を上げていることは間違いありません。

ポストコロナは大認知症時代

日本は今、大認知症時代を迎えようとしています。

日本の高齢化率がどのくらいか、知っていますか？

なんと29・1％です（総務省発表）。4人に1人どころか、ほぼ3人に1人は高齢者という世の中なのです。かくいう私も、このたびめでたく65歳になり、高齢者に仲間入りしました。

そんななか、当然増えていくのが認知症です。

認知症の人の数は2025年には約700万人に増え、65歳以上の5人に1人が認知症になると言われています。自分も含め、他人ごとではありません。

この大認知症時代を加速させたのが、コロナ禍です。

もっと正確に言えば、緊急事態宣言やステイホーム、外出自粛といった、コロナ禍での過剰な感染症対策が新たな認知症をつくっているのです。

コロナ禍に認知症と診断された人が集計されるまでにはタイムラグがあるので、統計データとして明らかになるまでにはあと3年ないし5年はかかるでしょう。

ですが、町医者としてたくさんの患者さんたちと接していると、

この間までしっかりしていたのに、物忘れが増えた

妄想や幻覚でおかしなことを言うようになった

軽い認知症だったのに、ガクンと悪くなった

60代から90代まで、そんな方たちに毎日出会いました。コロナの間に足腰が衰えたり、認知症が悪化したりして通院から在宅医療に移行した人も結構います。

元・町医者が伝えたいこと

コロナ禍の3年間で認知症が増えたということは、町医者の肌感覚として間違いのない事実だと思います。

いえ、正しくは「元」町医者です。

子どもの頃に過ごした兵庫県尼崎市で小さなクリニックを開業したのが1995年、阪神・淡路大震災が起きた年でした。仮設住宅が建ち始めた6月に開業し、それから28年間、町医者としてたくさんの方たちを診させていただきました。

そして、高齢者の仲間入りをしたのを機に、クリニックからは卒業し、現在は町医者ではなく「フーテン医者」を名乗っています。

65歳で退職することは以前から心に決めていて、時間をかけて引き継ぎの準備を進めていました。そんなさなかに起こったのが、コロナ騒ぎでした。

「コロナは怖い」と煽りまくるテレビや、おどろおどろしい緊急事態宣言におびえ、自粛生活、マスク生活を余儀なくされた結果、認知機能を悪化させていく患者さんたちを目の当たりにして、「大変な時代が来る」といたたまれなくなりました。

なんだか最近物忘れがひどくなったような……と感じている方に、「大丈夫やで！」と手を差し伸べたい。認知機能の低下を感じ始めた、そのときが、元に戻るチャンスなのです。認知症になったらどうしよう……と心配している人にも、「今からできる対策はたくさんあるで！」と教えてあげたい。そして、すでに認知機能が落ちている人にも、「これからでも良くなるで！」と伝えたい。

また、大認知症時代を迎えれば、どんどん増えていく社会保障費を負担しなければいけない若者たちも大変です。何とかしなければ、日本が潰れてしまいます。

医療や介護、福祉で日本が潰れないように、社会や国家レベルでも光明を示したい。

そんな思いでこの本を書こうと思います。

できるだけわかりやすく書きました。ひとつでも参考になれば幸いです。

2023年11月　暑い秋に

目次

第2章　そもそも、なぜ認知症になるのか

第3章　認知症の薬と治療

第4章　大認知症時代を生きる心得
――認知症を遠ざける習慣――

第1章　コロナで増えた認知症

——認知症にはいろいろなタイプがある——

「認知症」という言葉は好きじゃない

認知症という病気があるわけではない。
200種類もあると言われる病気の総称が認知症。
「認知症」とひとくくりにされている状態のなかには、
いろいろな病気が隠れていることを知っておこう。

この本は、認知症に関する本です。

でも、最初にお断りしておくと、私は「認知症」という言葉が好きではありません。というよりも、大嫌いです。まずはその理由から、お伝えしようと思います。

そもそも、認知症という言葉は造語です。

もともとは「痴呆（ちほう）」と呼ばれていましたが、痴は「おろか」、呆は「ばか」「ぼんやりするさま」といった意味をもちます。この二文字を組み合わせた「痴呆」は侮蔑（ぶべつ）的で聞こえが悪いということで、代替案として登場したのが認知症という言葉でした。今から20年ほど前のことです。「痴呆」に替わる言葉は何がいいですか、と厚生労働省が意見を募り、選ばれたのが「認知症」だったのです。

だから、認知症という言葉は造語です。

なおかつ、痴呆にしても、認知症にしても病名ではありません。

認知症という病気があると思われていますが、実際はそうではないのです。

一つの病気の名前ではなく、認知機能が低下した状態のことを認知症と言います。だから、本来は「認知機能の低下」と呼ぶほうが正しいと思っています。

では、なぜ認知機能が低下するのか。

その原因には、さまざまなものがあります。

甲状腺機能低下症、ビタミンB12欠乏症、脳腫瘍（しゅよう）、脳挫傷（ざしょう）、低酸素脳症、低血糖症、脱水、脳炎、髄膜炎（ずいまく）、クロイツフェルト・ヤコブ病、アルツハイマー病、ピック病、パーキンソン病、脳梗塞（こうそく）、脳出血——。

脳の病気から全身の病気までいろいろありますが、これらの病気はすべて、認知症の原因になるものです。

認知症と聞くと、まず思い浮かべるのが「アルツハイマー型認知症」でしょう。でも、認知症の原因となる病気はアルツハイマー病だけではなく、先ほど挙げたように山ほどあります。例に挙げたものは、ほんの一部に過ぎません。

認知症という状態を引き起こす病気は、なんと100〜200種類もあります。そのなかでも代表的なものが**アルツハイマー病**、というだけなのです。

ところが、医者のなかにも「認知症＝アルツハイマー型認知症」と思い込んでいる人がいるので、そういう残念な医者は認知症の人を診たら条件反射のように「アルツだね」と言います。そうではないのです。

200以上のいろいろな病気によって引き起こされる「認知機能が低下した状態」をひとまとめにして認知症と呼んでいて、認知症は総称なのです。

それなのに「認知症やな」と言って診断を終えて処方を始めるのは、例えるなら、「がんやな」と言って〝何がん〟かわからないまま治療を始めるようなもの。本来は、「どんな認知症か」を見極めなければ、医者は薬も処方できなければ、アドバイスもできないはずです。

だから、本音を言うと、認知症という言葉はあまり使いたくありません。かなり大雑把な表現だからです。でも、ほかに替わる言葉がないので、この本でも認知症という言葉を使わせていただきます。

老化の延長に認知症がある

年を取れば、多少の物忘れは当たり前。
日常生活に支障がなければ、「年相応の物忘れ」。
脳の働きが低下しても、生活が営めているかどうかで
認知症と呼ばれるかどうかは変わる。

私も高齢者の仲間入りをして、年々、老いを自覚しています。「長尾先生！　お久しぶりです」とにこやかに声をかけられて、「誰やったっけ？」と思いつつあいさつを交わすこともしばしば。最近は、1曲分の歌詞を覚えるにも必死のパッチです。

年齢を重ねれば、認知機能が低下していくのは生理的な現象です。「年相応の変化」と言ったほうがわかりやすいでしょうか。

例えば、90歳にもなれば、多少の物忘れはあって当たり前。ないわけがないのです。ただ、年相応よりもひどければ、認知症ととらえられます。とはいえ、「どこからが年相応なのか」という線引きは難しいものです。

年相応の物忘れと認知症による物忘れの線引きとして、よく、次のように言われます。物忘れは誰にでもあるけれど、忘れたことをすっかり忘れるのが認知症。昨日の夕飯に何を食べたかをすぐに思い出せないのは単なる物忘れで、食べたこと自体を忘れるのが認知症。

買い物に行ってうっかり何かを買い忘れるのは単なる物忘れで、買い物に行ったこと自体を忘れてまた買い物に行くのが認知症。

こう書くと単なる物忘れと認知症は別物のように感じるかもしれませんが、私は、両者はまったくの別物ではなく、連続しているものだと考えています。物忘れの延長線上に認知症という状態があるのです。

そうするとまた「じゃあ、どこからが認知症?」という線引き問題に戻りますが、結局のところ、本人も周囲も特に困っていなければ単なる物忘れとして片づけていいでしょう。でも、日常生活に支障が出てきたら、認知症ととらえられます。

だから、同じように認知機能が低下していても、その人が置かれている環境によって認知症かどうかの診たては変わってくるのです。

さらに、認知機能の低下の仕方は一通りではありません。いろいろな状態があります。

「認知機能の低下=物忘れ」と思いやすいですが、「今言ったこと」「今食べたもの」を忘れるといった短期記憶の障害（いわゆる物忘れ）は認知機能の低下の一つの現れであって、それだけではありません。

例えば、

「今どこにいるか、わからない」

「今、何時くらいかわからない」

「簡単な足し算ができない」

「文章の意味がわからない」

「人が話している内容がわからない」

あるいは、相手が話している内容の意味はわかっても、それに対して自分の考えを自分の言葉として返すことができないなど、いろいろな症状があります。

ここまでをまとめると、人間が生きていくために必要ないろいろな脳の働きを「認知機能」と総称していて、その一部が障害された結果、日常生活に支障が出て、誰かの助けがないと社会生活が営めない状態を「認知症」と呼んでいます。

コロナの後、いろいろな認知症が増えている

アルツハイマー型、レビー小体型、前頭側頭型、脳血管性――。
コロナの後、これらの四大認知症には
ピッタリと当てはまらない
新しいタイプの認知症が増えています。

認知症になる原因にはいろいろあることを先ほど説明しましたが、今回の新型コロナ感染やコロナワクチンで認知機能を悪化させている人もたくさんいます。

90歳のあるおばあちゃんは、このコロナ禍でワクチンを打つまではとてもお元気で、普通に一人暮らしをされていました。老人会などの活動にも積極的で、ご近所づきあいも楽しんでおられました。

ところが、3回目のワクチンを打った直後から、急に凶暴になって、ふとしたときに突然暴れたり、家を飛び出したりするようになったのです。しかも、1日の間で性格が変わる。日中は庭いじりなどをして穏やかに過ごしているので、何も知らない人が見たら「普通のおばあちゃん」なのですが、夜になると別人のようになる。まず夜間に寝なくなって、そのうちに夜になると目がらんらんとして暴れたり、外に出て走り出したりするようになりました。

そんな様子に気づいた近所の人から警察に通報が入るようになり、そのたびに関東に住む娘さんが来て対応するように。結局、娘さんは仕事を辞めて、その方と一緒に住むようになりました。

そのおばあちゃんの場合、急に怒り出して物を投げたり、徘徊したりするほか、幻視や妄想もひどく、90歳なのに「今、妊娠している」と言うこともあれば、「お母さんがいる」と、何十年も前に亡くなった親御さんの幻を見ることもありました。


おばあちゃんの様子は明らかに〝急に発症した認知症〟なのですが、専門病院でCTなどの画像検査を受けても脳には異常が見られません。娘さんが付き添って何軒もの病院に行き、診察を受けたものの、「わかりません」と言われ続けたそうです。


「これは、ワクチンによる認知症です」

病院をはしごして最終的に私のクリニックに来られたとき、私がこう伝えたら、娘さんは泣き崩れていました。

娘さんとしては、ワクチンを打ってから変わったということはわかっていたけれど、そのことを認めてくれる医者がいなかったのです。コロナの感染既往はありません。

なおかつ、おばあちゃんは急に家を飛び出してしまうこともあるので、娘さんは1日中見守っていなければならず、疲労困憊（こんぱい）していました。それで、精神科病院に入院してもらおうか、という話まで出ていたのです。

その後、「ウインタミン®（一般名：クロルプロマジンフェノールフタリン酸塩）」という、興奮した心を抑えるタイプの薬を少量だけ服用してもらうことで、なんとか状態が落ち着き、在宅医療を受けながら家での生活を継続できるようになりました。

ところで、この方の場合、いろいろな認知症があるなかで、どのような認知症なのでしょうか。アルツハイマー型認知症、レビー小体型認知症、前頭側頭型認知症、脳血管性認知症、の４つが四大認知症と呼ばれるものですが、これらのいずれにもピタッとは当てはまりません。そもそも認知症は時間をかけてゆっくりと進行していくものですが、この方の場合は急に発症しています。おそらくワクチンでつくられたスパイクたんぱく質が脳に入り、脳に炎症が起きた結果、急速に認知機能が低下したのでしょう。

いずれかのタイプに当てはめるのは難しいですが、しいて言うなら**「『レビー小体病型認知症』に『前頭側頭型認知症』が加わったタイプ」です。新型コロナの流行以降、こうした新しいタイプの認知症が増えているように感じています。**

第二の認知症、「レビー小体型認知症」

アルツハイマーに次いで多い認知症が、レビー。
まじめで繊細な日本人的な病気だ。
幻視、歩行障害、薬剤過敏性があれば、レビーを疑う。
レビー気質の人は、薬やワクチンとのつきあい方に特に注意してほしい。

先ほどの90歳のおばあちゃんがなぜ「しいて言うなら『レビー小体型認知症＋前頭側頭型認知症』」になったのか。まずは、第二の認知症とも言われるレビー小体型認知症から説明しましょう。

レビー小体型認知症は、認知症全体の約2割を占めると言われていて、アルツハイマー型認知症に次いで多い認知症のタイプです。

先ほどの90歳の方の場合、亡くなった親がありありと見えるなどの「幻視」がありました。幻視は、レビー小体型認知症のいちばんの特徴です。虫や動物、人間などが本当にそこにいるようにはっきりと見え、動くので、本人にとってはそれが現実なのか幻視なのか、さっぱり区別がつきません。

このあたりは、**レビー小体型認知症の当事者である樋口直美さんが書いた『私の脳で起こったこと　レビー小体型認知症からの復活』**（ブックマン社）に詳しく書かれているので、気になる人は読んでみてください。この本は、病気に気づいてから、実名を公表して講演を行うことを決めるまでの2年4ヵ月の日記がベースになっていて、幻視をはじめとした症状や日々の不安がご本人の生の言葉で綴（つづ）られています。

ところで、レビー小体型認知症の前段階として、認知機能の低下が見られない「レビー小体病」というものがあります。レビー小体病は、「レビー小体」と呼ばれるたんぱく質のかたまりが全身の神経細胞に多くできる病気で、レビー小体がどこに多くできるかによって現れる症状が異なります。

レビー小体が脳の大脳皮質に多くできた場合には認知機能が低下し、レビー小体型認知症と呼ばれ、大脳を支える幹の部分に当たる脳幹に多くできた場合にはパーキンソン病と呼ばれます。だから、レビー小体型認知症とパーキンソン病はどちらもレビー小体病一派であり、とても近い病気なのです。

実際、レビー小体型認知症の方は、幻視だけではなく、手足のふるえや筋肉のこわばりなどパーキンソン病に似た症状もよく見られます。

そのほか特徴的なのが、睡眠中に大声を出したり暴力をふるったりする「レム睡眠行動障害」と、「過敏性」です。

レビー小体型認知症もレビー小体病も、まじめで繊細な人がなりやすい。

最近、「**HSP**（ハイリー・センシティブ・パーソン）」や「**繊細さん**」と呼ばれるタイプが注目されています。感受性が強く、敏感な気質をもった人のことで、日本人に多いタイプです。こうした人は、薬やワクチンに対しても過敏性を示しやすい。薬が効き過ぎて、副作用が出やすいのです。

だから、レビー小体型認知症の人がアルツハイマー型認知症に間違われて、抗認知症薬を通常量投与されたら、効き過ぎて激しいせん妄が出たり、暴れたり、大変なことになりやすいのです。ちなみに、『私の脳で起こったこと』の樋口さんは、レビー小体型認知症と診断される前に、うつ病と誤診され、抗うつ薬による副作用に長く苦しんだそうです。

このようにレビー小体型認知症、レビー小体病の人は薬に対して過敏に反応しやすいので、薬の使い方には微妙なさじ加減が特に欠かせません。

そして、まじめで繊細というレビー気質の方、特に、認知症専門医の河野和彦（こうのかずひこ）先生が提唱する「コウノメソッド＊」で使われる「レビースコア＊＊」が高い人は、新型コロナウイルスのスパイクたんぱく質にも過敏性を示し、コロナ感染やコロナワクチン接種で認知機能を悪化させやすい印象があります。

＊「コウノメソッド」は、名古屋フォレストクリニックの河野和彦先生が提唱する、認知症に対する薬物療法です。副作用を出さないように、一人ひとりの患者さんのタイプに合わせてごく少量の薬と、サプリメントを活用することが特徴です。コウノメソッドの内容はインターネット上に公開されています（https://www.konomethod.com/）。

＊＊コウノメソッドにおけるレビー小体型認知症の簡易診断ツールが、次の「レビースコア」です。

【レビースコア】

・市販の風邪薬などが効き過ぎて寝てしまうことがある（2点）
・子どもや小動物が見える（2点）、人がいるような気がするという訴え（1点）がある
・急に意識がなくなることがある（てんかんを除く）（1点）
・就寝中に寝言（1点）、叫び（2点）がある
・食事中むせる（1点）

・趣味もなく、生真面目な性格だった（1点）
・昼間もかなりウトウトして（1点）、寝てしまうことがある（2点）
・手足のふるえがある（1点）
・ひじを曲げるときに歯車のような抵抗がある（2点）、鉛を曲げるときのような抵抗がある（1点）、最初だけ少し抵抗があるファーストリジットがある（1点）
・体が左右どちらかに傾いている（2点）　※軽度の場合は1点

〈判定〉16点満点中3点以上で90％以上の確率でレビー小体型認知症の可能性がある

第三の認知症、「前頭側頭型認知症」またの名をピック病

前頭側頭型認知症には、
我慢ができなくなり行動に変化が出る「ピック病」と
言葉の意味がわからなくなる「意味性認知症」がある。
いい年をして万引きをする人の何割かは、おそらくピック病。

続いて、「前頭側頭型認知症」とはどういうタイプの認知症でしょうか。

読んで字のごとく、脳の前頭葉と側頭葉が特に萎縮するタイプの認知症です。脳のＣＴを撮ると、一般の人が見てもわかるくらい、前側と横側の骨と脳にすき間が空いています。

前頭側頭型認知症の場合、物忘れというよりも、主に性格の変化や行動の変化として症状が現れます。

まず前頭葉といえば、人間の理性の中枢。その場所が萎縮し、機能が低下すると、いろいろな欲望の抑制が利きにくくなります。

・暴言や暴力、あるいは万引きや放火といった反社会的行為を行う
・スイッチが入ったように突然怒る、人前で横柄な態度をとる
・話の最中に立ち去る、何度も立ち上がるなど、自分本位な行動をとる
・毎日同じ時刻に同じ場所に行く、同じ字を書き続けるなど、同じ行為を繰り返す
・甘いものばかり食べる、他人のおかずを盗るなど、食行動が幼児化する

こうした行動は、いずれも「我慢ができない」「感情を抑えられない」ために起こるも

のです。

一方、側頭葉は言語の中枢です。この部分が萎縮して機能が低下すると、言葉がわからなくなり、次第に会話が難しくなっていきます。知っている言葉を聞いても、意味が理解できないのです。

例えば、**「右手で左肩を叩いて」と言われても、「右手」も「左肩」も「叩く」もわからない**。本人にしてみれば、まるでまったく知らない言葉で話しかけられているようなものなので、強いストレスを感じます。

また、自分の心のなかにあるものを言葉として表出することもうまくできなくなります。

前頭側頭型認知症は、抑制が効かないという前頭葉症状のほうが目立つタイプと、言葉が通じないという側頭葉症状のほうが目立つタイプに分かれます。前者の代表が、大脳皮質にピック球というものが出現する「ピック病」で、後者は「意味性認知症」と呼ばれます。このどちらかの症状が見られる場合もあれば、両方の症状が見られる場合もあります。

先ほどの90歳のおばあちゃんの場合には、会話は普通で、意思疎通はできます。だから、一見「普通のおばあちゃん」という感じなのです。ただ、幻視というレビー小体型認知症に特有の症状に加えて、急な性格の変化というピック病に特徴的な症状がありました。

夜に豹変（ひょうへん）しやすいだけでなく、姪っ子さんが来ると急に大興奮するのです。娘さんが外出するときに代わりに姪っ子が来ると豹変すると聞き、「姪っ子さんは見守りに来ても本人と顔を合わせないように」とアドバイスをしたら、これがうまくいきました。

そんなふうに周りの人がかかわり方を工夫するとともに、ピック病の治療として興奮を抑えるタイプの薬を上手に使うことで、家での生活を続けられるくらいに落ち着いたのです。

「脳血管性認知症」も増えている

脳梗塞や脳出血などの脳血管障害によって起こる認知機能の低下が、脳血管性認知症。最近は、コロナやコロナワクチンの影響で脳血流が悪化し認知機能が低下している人も増えている。

第二、第三の認知症ときたので、続いて、第四の認知症と言われている「脳血管性認知症」について紹介しましょう。

まず、レビー小体型認知症や前頭側頭型認知症、そしてアルツハイマー型認知症は、何らかの原因で脳の神経細胞が壊れて、神経細胞の数が減少し、脳が変性・萎縮していく病気です。そのため「神経変性疾患」と呼ばれています。

それに対して、脳血管性認知症は、病気や外傷の影響を受けて発症する二次性の認知症です。主な原因が、脳梗塞、脳出血、くも膜下出血といった脳血管障害で、なかでも多いのが脳梗塞です。

脳梗塞とは、脳の血管が詰まること。血管が詰まり、その先に血液がいかなくなるので、その部分の脳の神経細胞が死んでしまいます。

こう書くと、太い血管が詰まって救急車で運ばれ、手術を受けた……というような重症の脳梗塞の後遺症として起こるのだろう、と想像するでしょうか。ところが、それ以上に多いのが、小さな脳梗塞がたくさんできる「多発性脳梗塞」です。

多発性脳梗塞では、小さな血管が詰まり、小さな脳梗塞が起こるので、ダメージを受ける部分も小さく、その一つひとつは気づかれないことが多いもの。でも、放っておくと、10年以上経った頃には高い確率で認知機能が低下していきます。

このコロナ禍で、脳血流が悪くなっていると思われる認知症の人、すなわち脳血管性認知症の人が増えていると感じています。

新型コロナウイルスやコロナワクチンは脳血流とどう関係があるのでしょうか。

新型コロナに感染して死亡する人は、肺炎をこじらせて亡くなるという印象があるかもしれません。ですが、肺炎だけが理由ではなく、コロナにかかると全身の血管で血栓（血のかたまり）ができやすくなるのです。コロナ患者さんを多く診てきたなかで、この血栓症（血栓が血管を詰まらせること）も怖いなと感じていました。

長引くコロナ後遺症にも微小な血栓症がかかわっているのではないか、とも言われています。

そして、この血栓症はコロナワクチン接種でも起こるのです。

脳の血管を詰まらせれば、脳血管性認知症の原因になります。

ですから、コロナ、コロナワクチンと、血栓症、脳血管性認知症はつながっています。脳血管性認知症の場合、脳血管障害がどの部分で起こり、どの部分の神経細胞がダメージを受けたかによって現れる症状は変わります。

そして、血流障害の起こっていない部分は正常に保たれるので、判断力や記憶は正常なのに言葉がスムーズに出ないとか、逆に会話は普通にできて難しい本も読めるのに物忘れが激しいなど、できることとできないことの差が目立ち、症状がまだらに出やすいことが特徴です。

また、握力が弱くなって箸を取り落とす、ろれつが回らない、トイレが間に合わず尿失禁を起こす、歩きにくいといった身体の症状も比較的早い時期から出やすいです。

そのほか特徴的なところでは、「感情失禁」と呼ばれるものがあります。感情がコントロールできなくなり、ちょっとしたことで泣いたり、笑ったり、怒ったりしやすくなるのです。また、うつ状態にも陥りやすく、表情が暗く、動作が緩慢になることもあります。

改めて、「アルツハイマー型認知症」とは

アルツハイマー型の人が、同じことを繰り返し聞く、道に迷うのは海馬(かいば)と頭頂葉(とうちょうよう)が萎縮して「記憶」と「空間認識」が弱くなりやすいから。

取り繕いが多いのも、記憶力の低下を隠したいから。

見た目は元気で穏やかな人が多い。

さて、四大認知症のなかでもいちばん多いのが「アルツハイマー型認知症」です。世間的にも最もよく知られている認知症が、これでしょう。

教科書的には「認知症全体の6割」と言われています。ただ、町医者としてたくさんの認知症の人たちを診てきた肌感覚から言うと、「6割もいないのでは?」と感じています。

残念ながら、「とりあえずビール」ならぬ「とりあえずアルツハイマー」と、画像検査で脳血管が正常なら（脳血管性認知症でなければ）アルツハイマー型認知症と診断する医者が少なくありません。レビー小体型や前頭側頭型をアルツハイマー型と誤診し、相対的にアルツハイマー型が多くカウントされてるようです。だから、世の中のイメージほど、「認知症=アルツハイマー型」ではありません。

対応のスタートを間違えると不幸なことになりますから、このことは一般の人も覚えておいてほしいと思います。

では、改めてアルツハイマー型認知症とはどんな認知症なのでしょうか。

アルツハイマー型認知症の人の脳内では、神経細胞にアミロイドβをはじめとする老廃物がたまり、徐々に神経細胞が死滅し、脳が萎縮していきます。脳内のこうした変化は、認知機能の低下が見られる20年も前から始まっていると言われています。

アルツハイマー型の場合、まず萎縮していくのが「海馬」です。

海馬は記憶の司令塔とも呼ばれる部分。その海馬が最初に萎縮するため、物忘れがひどくなり、同じことを何度も聞く、直前の出来事を忘れてしまう、重要な予定をすっかり忘れてしまう——といったことが起こりやすいのです。

そして、短期記憶が低下するため、会話のなかで聞かれたことが思い出せず、とっさに事実とは異なることを話すこともよくあります。例えば、「今朝、何を食べましたか？」と聞かれて、思い出せず、実際は食べていないのに「ご飯を食べた」と答える、など。認知機能の検査中にも、でたらめな答えを即答することがあります。

こうした反応は「取り繕い（つくろい）」と呼ばれます。「取り繕う」を辞書で引くと、「不都合なことを隠そうとしてうわべを飾る」と書かれています。いい印象ではありませんよね。実際、認知症の方が取り繕うと、ご家族が「そんな嘘をついて！」と間違いを指摘しようとすることがよくあります。でも、本人は、嘘をつきたいわけではないのです。記憶力が低下していることを隠したい、周囲から取り残されたくない、でもうまく思い出せないために当たり障りのない返答をして、とりあえずその場を切り抜けようとしているに過ぎません。だから、取り繕いは、ある意味、その場をしのぐ知恵のようなものです。

また、海馬とともに「頭頂葉」も、アルツハイマー型認知症で早くから萎縮しやすい部分です。頭頂葉は空間認識を司る部分ですから、慣れた場所でも道に迷ったり、運転中に場所がわからなくなったりしやすいのは、そのためです。

体は元気でスタスタ歩き、ニコニコ明るい表情の方が多い印象もあります。

ここまで、四大認知症について紹介してきました。

それぞれの認知症は重なり合う部分もありますし、時の経過とともにアルツハイマー型認知症だった人がレビー小体型認知症の症状に変わったり、レビー小体型認知症にピック病の症状が合わさったりと、移り行くこともよくあります。だから、四つの認知症の違いを知るとともに、**当初の診断に固執しないことも実はとても大事です。**

若年性認知症か？　若い人の急な認知機能低下も

新型コロナ感染やコロナワクチン接種をきっかけに
「集中できない」「本が読めない」
「授業がわからなくなった」「仕事ができなくなった」
そんな急性認知症も起きている。

コロナ禍になってから、急に認知機能が低下した若い人もたくさん診てきました。

「赤が止まれ、緑が進めということがわからない」

そう訴えて、私の診察室に訪れたのは、電車の運転士をされている30代の男性です。たくさんの乗客の命を預かっている電車の運転士さんが「信号の色が意味することがわからない」と言っているのですから、怖い話ですよね。仕事を続けるわけにはいきませんから、「とりあえず休業してください」と伝えて、診断書を書きました。

あるいは、それまで優等生でテストはほとんど満点だった中学生が、「ワクチンを打ってから、簡単な計算もできなくなった」「授業をまったく理解できなくなった」と、親御さんと一緒に来られたこともありました。「漢字がわからない」という小学生、「簡単な英単語の意味がわからない」という高校生もいました。みんな、ワクチンを打つまでは普通にわかっていたことが急に理解できなくなって、困り果てて相談に来られたのです。

それから、大学で学生に教えているある教授は「授業をしていて、自分が何を言っているのか、わからない」と言っていました。元気だったときに用意していた授業のレジュメがあるから、何とかギリギリ授業ができているけれど、自分で書いたはずのレジュメの内容が自分でわからないというのです。「一度休んだほうがいいのか、このままごまかしながら働き続けたほうがいいのか」と悩んでおられました。

同じようなことを相談に来られた高校の先生もいて、その方は仕事を続けるのが難しくなり、仕事に復帰できないまま、1年半が経っていました。

ほかにも、スーパーのレジスタッフとして働いていた方が、それまでは普通にできていたレジ打ちの仕事ができなくなったとか、デスクワークをしていた方が急にパソコンのキーボードを打てなくなったとか、仕事でミスばかりするようになって上司にしょっちゅう怒られるようになったとか、いろいろです。

できなくなったことの内容はさまざまですが、共通しているのは、それまでは普通にできていたことが急にできなくなったということ。これも認知機能の低下ですから、認知症です。しかも、ワクチンを打った後で急に発症しているので「ワクチン認知症」でしょう。国は認めませんが、ワクチン認知症には前述したとおり、小中学生もいます。

また、**「ブレインフォグ」**という言葉を聞いたことがあるでしょうか。正式な医学用語ではありませんが、頭がモヤモヤして、霧がかかったような状態になることです。ボーッとして、思考することや集中することが難しくなります。

新型コロナ感染の後遺症として有名になりましたが、ワクチンを受けた後にも同じような症状に悩む方がおられます。「本が読めない」「ドラマが観られない」「映画が観られない」など、「集中することができない」とおっしゃいます。

このブレインフォグも、認知機能が低下した状態です。

新型コロナの流行後、こうした「コロナ認知症」あるいは「ワクチン認知症」とでも呼ぶべき人が増えました。アルツハイマー型をはじめとした一般的な認知症は、ゆっくり発症し、ゆっくりと進行していく慢性の病気です。ところが、コロナ認知症やワクチン認知症は、コロナ感染やワクチン接種をきっかけに急激に認知機能が低下します。いわば〝急性認知症〟です。アフターコロナと言われる今も、そうした急性認知症に悩んでいる方がおられ、この本はそうした方の助けにもなればと思って書いています。

最重症型は「ヤコブ病」

ヤコブ病という、比較的急激な経過で死に至る認知症もある。
年間100～2000人が新たに患う、治療法のない致死率100％の認知症。
そのヤコブ病を、ワクチン接種後に発症する人がいる。
果たして、たまたまか――。

ワクチン認知症のなかでも最重症型が「ヤコブ病」です。正式名称は、クロイツフェルト・ヤコブ病。脳内にプリオンというたんぱく質がたまり、脳細胞を壊していく、致死性の病気です。

プリオンは、本来、誰でももっているたんぱく質ですが、何かの拍子に折りたたまれて異常なプリオンになると、少しずつ増殖して、脳を壊していくのです。最終的にはスカスカのスポンジ状の脳になります。

このヤコブ病を発症すると、まず認知機能がグッと落ち、言葉が出にくくなり、会話が難しくなります。だんだんと歩くのも困難になって、やがては寝たきりに。そして、無言無動のいわゆる植物状態になって、一般的に発症から1～2年で亡くなられる、致死率100％の病気です。

100万人に1人という希少難病で、日本全体で見ても、ヤコブ病になる人は年間100～200人だけ。私は、以前に在宅主治医としてヤコブ病の患者さんをお看取りしたことがありますが、医者であっても診たことのない人が大半です。

ところが、コロナ禍以降、主治医として診ていたわけではありませんが、「ワクチンを打ってからヤコブ病になりました」という話を10人くらいの方から聞きました。

お一人は、北海道の方です。医療事務として働いていた60代後半の女性の方で、特に持病はなく、休日には旅行に行ったり、お孫さんと遊んだり、とても元気な方だったそうです。ところが、2021年7月末に2回目のワクチンを打ち、その2週間後から眠れなくなって、「深い思考ができない。認知症かもしれない」とご家族に不安を訴えるように。ワクチン接種から1ヵ月後には、仕事が難しくなり、めまいや視野の欠損も見られるようになりました。脳神経外科の病院を受診したところ、ヤコブ病の疑いと診断されました。果たして精密検査の結果、ヤコブ病と確定診断されました。

そこからの進行は早く、すぐに歩けなくなり、会話もできなくなり、食事もできなくなり、やがて無言無動の状態に。ワクチン接種からたった3ヵ月ほどの経過です。

私が出会ったのもこの頃で、札幌で開催されたワクチン後遺症のシンポジウムで娘さんと会い、「母がヤコブ病なんです」と相談を受けました。それから2度、北海道までお見舞いに行き、一旦は、声に反応して目線や顔をちょっと動かす仕草も見られるようになりましたが、その後、徐々に衰弱して、2022年12月に息を引き取られました。ワクチン接種から1年4ヵ月後のことです。

ヤコブ病は、現在のところ有効な治療法はありません。そして、認知機能を悪くするのですから、ヤコブ病も認知症の原因疾患の一つです。認知症を引き起こす病気には100も200もある、と書きましたよね。ヤコブ病も、その一つなのです。

先ほど紹介した北海道の方の場合、ワクチンを接種した2週間後から自覚症状が出ました。どう思いますか？　たまたまでしょうか？　ご家族が「ワクチンは関係ないのでしょうか？」と主治医に聞くと、「たまたまだ」「偶然だ」と言われたそうです。

確かに、一般的なヤコブ病は潜伏期間の長い病気です。10年ほどの潜伏期間を経て発症すると言われています。だから、たまたま、ワクチン接種後に発症した場合もあるでしょう。でも、私が直接話を聞いた方だけでも10人ほどいます。さらに、実は、北海道の患者さんの娘さんは、「ヤコブ病患者・家族の会」を立ち上げて、情報収集をされていて、同じようにワクチン接種後のタイミングでヤコブ病を発症した方が20人以上いるようです。**そして、その半分の方は、すでに亡くなられています。**

認知症診断に欠かせない長谷川式かＭＭＳＥ

認知症の診断はますます複雑になっている。
ちゃんと本人の話を聞いて、
ちゃんと本人の様子を見て、
ちゃんと診断をしてくれる医者を探してほしい。

認知症の状態を引き起こす病気は100も200もあると言っても、四大認知症が、認知症全体の9割以上を占めている、というのが定説です。ただ、町医者の肌感覚としては、ヤコブ病も含め、四大認知症以外のマイナーな認知症が少し増えてきているような気がしてなりません。もともと認知症は誤診が多いのですが、コロナ禍を経て、ますます診断が複雑になっているように感じます。

認知症かなと思って病院に行くと、まず行われるのが問診と「認知機能検査」です。問診では、医者は、患者さんに質問をしながらさまざまなことを観察しています。質問の答えはもちろんのこと、表情や仕草、アルツハイマー型の特徴の一つである取り繕いや、すぐにご家族のほうを向いて助けや確認を求める「振り返り動作」はないかも見ています。もっと言えば、診察室に入ってきて椅子に腰かけるまでの歩き方、動作にも注意を払っています。

もし、カルテやパソコンの画面ばかり見て、ご本人の顔を見ないような医者であれば、しっかりとした診断は期待できません。その場で帰ってもいいでしょう。違う病院を探すことをおすすめします。

　そして、問診で認知症の疑いがあると判断したら、認知機能検査を行ってもらいます。認知機能検査には10種類ほどがありますが、よく使われるものが「長谷川式認知症スケール」（以下、長谷川式）と「MMSE（ミニメンタルステート検査）」の2つです。


　まず、長谷川式は、左ページのような記憶に関連する9つの質問で構成されています。30点満点で20点以下だと「認知症の疑い」となりますが、これだけで診断を下すわけではありません。ご本人が緊張していたり、うつ状態だったり、あるいは検査に非協力的だったりすると点数は低くなりますので、あくまでも診断の目安の一つです。

　また、認知症の種類によっても傾向は異なります。アルツハイマー型認知症の診断には優れていて、特に7~9問目で失点しやすく、9問目の野菜の名前を言うテストでは同じ野菜を繰り返しやすい。

　一方、ピック病やレビー小体型では、物忘れは目立たないことも多いため、主に記憶力を評価する長谷川式では高得点になることがあります。

改訂　長谷川式簡易知能評価 (HDS-R)

1	お歳はいくつですか？（2年までの誤差は正解）		0 1
2	今日は何年何月何日ですか？　何曜日ですか？（年月日、曜日が正解でそれぞれ1点ずつ）	年 月 日 曜日	0 1 0 1 0 1 0 1
3	私たちがいまいるところはどこですか？ （自発的にでれば2点、5秒おいて家ですか？　病院ですか？　施設ですか？　のなかから正しい選択をすれば1点）		0 1 2
4	これから言う3つの言葉を言ってみてください。あとでまた聞きますのでよく覚えておいてください。（以下の系列のいずれか1つで、採用した系列に○印をつけておく） 1：a）桜　b）猫　c）電車、　2：a）梅　b）犬　c）自動車		0 1 0 1 0 1
5	100から7を順番に引いてください。 （100－7は？、それからまた7を引くと？　と質問する。最初の答えが不正解の場合、打ち切る）	(93) (86)	0 1 0 1
6	私がこれから言う数字を逆から言ってください。 （6-8-2、3-5-2-9を逆に言ってもらう、3桁逆唱に失敗したら、打ち切る）	2-8-6 9-2-5-3	0 1 0 1
7	先ほど覚えてもらった言葉をもう一度言ってみてください。 （自発的に回答があれば各2点、もし回答がない場合以下のヒントを与え正解であれば1点） a）植物　b）動物　c）乗り物		a：0 1 2 b：0 1 2 c：0 1 2
8	これから5つの品物を見せます。それを隠しますのでなにがあったか言ってください。（時計、鍵、タバコ、ペン、硬貨など必ず相互に無関係なもの）		0 1 2 3 4 5
9	知っている野菜の名前をできるだけ多く言ってください。（答えた野菜の名前を右欄に記入する。途中で詰まり、約10秒間待っても出ない場合には、そこで打ち切る） 0～5＝0点、6＝1点、7＝2点、8＝3点、9＝4点、10＝5点		0 1 2 3 4 5
		合計得点	

30点満点中20点以下は認知症の疑いあり。

もう一つのＭＭＳＥは、１９７５年にアメリカで考案されたものです。これは11の質問で構成されていて、30点満点中、23点以下だと「認知症の疑い」となります。とはいえ、これだけで診断を下せないのは長谷川式と同じです。

このテストの難しいところは、いきなり始めようとすると「バカにしているのか！」と怒り出す人がいること。考えてもみてください。「今の季節は何ですか？」「ここはどこですか？」などと初対面に近い相手に突然聞かれたら、誰でもムッとしますよね。10問目の文章を書いてもらうテストや11問目の図を描いてもらうテストも、なぜそんなことをしなければいけないのか、とプライドが傷つきやすいものです。その点、長谷川式のほうは、口頭のやり取りのみで可能なので、プライドの高い人には長谷川式のほうが合っているかもしれません。

いずれにしても、これらの検査は認知症の診断には欠かせません。診断だけではなく、定期的に検査をすることで認知症の進行を把握できるので、経過を評価する指標としても有効です。そして、長谷川式、ＭＭＳＥの2つの認知機能検査のほか、あと2つ、認知症診断に欠かせない検査があります。

MMSE（ミニメンタルステート検査）

	質問と注意点	得点
1（5点） 時間の 見当識	**「今日は何日ですか」** **「今年は何年ですか」** **「今の季節は何ですか」** **「今日は何曜日ですか」** **「今月は何月ですか」** ＊最初の質問で、被験者の回答に複数の項目が含まれていてもよい。その場合、該当する項目の質問は省く。	0 1 0 1 0 1 0 1 0 1
2（5点） 場所の 見当識	**「ここは都道府県でいうと何ですか」** **「ここは何市（＊町・村・区など）ですか」** **「ここはどこですか」**（＊回答が地名の場合、この施設の名前は何ですか、と質問をかえる。正答は建物名のみ） **「ここは何階ですか」** **「ここは何地方ですか」**	0 1 0 1 0 1 0 1 0 1
3（3点） 即時想起	**「今から私がいう言葉を覚えてくり返し言ってください。『さくら、ねこ、電車』はい、どうぞ」** ＊テスターは3つの言葉を1秒に1つずつ言う。その後、被験者にくり返させ、この時点でいくつ言えたかで得点を与える。＊正答1つにつき1点。合計3点満点。 **「今の言葉は、後で聞くので覚えておいてください」** ＊この3つの音葉は、質問5で再び復唱させるので3つ全部答えられなかった被験者については、全部答えられるようになるまでくり返す（ただし6回まで）。	0 1 2 3
4（5点） 計算	**「100から順番に7をくり返しひいてください」** ＊5回くり返し7を引かせ、正答1つにつき1点。合計5点満点。 正答例：93 86 79 72 65 ＊答えが止まってしまった場合は「それから」と促す。	0 1 2 3 4 5
5（3点） 遅延再生	**「さっき私が言った3つの言葉は何でしたか」** ＊質問3で提示した言葉を再度復唱させる。	0 1 2 3
6（2点） 物品呼称	時計（又は鍵）を見せながら**「これは何ですか？」** 鉛筆を見せながら**「これは何ですか？」**＊正答1つにつき1点。合計2点満点。	0 1 2
7（1点） 文の復唱	**「今から私がいう文を覚えてくり返し言ってください。『みんなで力を合わせて綱を引きます』」** ＊口頭でゆっくり、はっきりと言い、くり返させる。1回で正確に答えられた場合1点を与える。	0 1
8（3点） 口頭指示	＊紙を机に置いた状態で教示を始める。 **「今から私がいう通りにしてください。右手にこの紙を持ってください。それを半分に折りたたんでください。そして私にください」** ＊各段階毎に正しく作業した場合に1点ずつ与える。合計3点満点。	0 1 2 3
9（1点） 書字指示	**「この文を読んで、この通りにしてください」→目を閉じてください。** ＊被験者は音読でも黙読でもかまわない。実際に目を閉じれば1点を与える。	0 1
10（1点） 自発書字	**「この部分に何か文章を書いてください。どんな文章でもかまいません」** ＊テスターが例文を与えてはならない。意味のある文章ならば正答とする。 （＊名詞のみは誤答、状態などを示す四字熟語は正答）	0 1
11（1点） 図形模写	**「この図形を正確にそのまま書き写してください」** ＊模写は角が10個あり、2つの五角形が交差していることが正答の条件。手指のふるえなどはかまわない。	0 1

合計得点

〝治る認知症〟と〝長くつきあう認知症〟を分ける

血液検査、頭部の画像検査、長谷川式かMMSE。
認知症の診断には、この3つが最低限必要だ。
ところが、必要な検査を受けているのはたったの3割。
治る認知症を見逃していないか？

「認知機能検査（長谷川式またはＭＭＳＥ）」のほか、必要な2つの検査とは何かというと、「血液検査」と「頭部の画像検査」です。

四大認知症はいずれも長くつきあっていくものですが、マイナーな認知症のなかには、治療で治るものもあります。例えば、**甲状腺機能低下症や慢性硬膜下血腫、正常圧水頭症、ビタミン欠乏症などは、適切な治療を行うことで治ります。**

だからこそ、最初の診断の段階で、どんな認知症なのかをちゃんと見極めなければならないのです。そのためには血液検査と頭部の画像検査も欠かせません。

まず、**血液検査で必ず調べなければいけないのが甲状腺ホルモンです。**

甲状腺の機能が低下していると、疲れやすい、むくみやすい、寒さに弱くなるといった症状が出やすいのですが、特に高齢者の場合は物忘れも生じやすく、アルツハイマー型などの認知症と間違われることも珍しくありません。でも、甲状腺機能低下症によって認知機能が落ちているのであれば、甲状腺ホルモンを補充することで治ります。

同じように、ビタミンＢ群やビタミンＤが欠乏したときにも認知機能の低下が見られるので、これらの検査も欠かせません。

頭部の画像検査は、ＭＲＩかＣＴで、慢性硬膜下血腫や正常圧水頭症などの手術で治る認知症が隠れていないかを調べます。脳を包む膜と脳の表面の間に血液がたまるのが慢性硬膜下血腫で、頭蓋骨内に髄液がたまるのが正常圧水頭症です。どちらの病気も、頭のなかにたまった血液や髄液で脳が圧迫されて、ぼんやりしたり、物忘れがひどくなったり、歩行が不安定になったり、認知機能の低下が見られます。

「おばあちゃん、ボケが始まったな。認知症か……」とご家族が勝手に自己判断していたら、実は慢性硬膜下血腫や正常圧水頭症だった、ということはままあります。また、脳腫瘍も、腫瘍ができる場所によっては同じように認知症のような症状が出ます。

慢性硬膜下血腫や正常圧水頭症、そして脳腫瘍も、手術で治る見込みの高い病気ですから、決して見逃してはいけません。

さらに大きな病院や専門病院では、血流検査を行うところもありますが、必須というわけではありません。

繰り返しになりますが、欠かせないのは次の3つです。

①認知機能検査（長谷川式またはMMSE）
②血液検査
③頭部の画像検査

これらの3種類の検査は、治る認知症なのか、長くつきあう認知症なのかを見極め、総合的に診断するために最低限必要な検査です。ところが、そのことを知らない医者のほうが多いのです。ただ問診だけで「認知症やな」と判断して、要介護申請の主治医意見書の病名欄に「認知症」と堂々と書く医者は多いのです。

そのため、認知症患者さんで3つの検査をちゃんと受けている人は3割程度しかいないのが現実です。それでは正しい診断はできません。だから、患者さんやご家族が、認知症を疑ったら最低限3つの検査が必要なんだと、どうか覚えておいてください。

第2章　そもそも、なぜ認知症になるのか

アミロイドβは本当に「原因」か

認知症の原因は、まだよくわかっていない。
「脳内にたまったアミロイドβが原因だ」と言われるが、
果たして原因なのか、ただの結果なのか
本当のところはまだわかっていない。

なぜ認知症になるのか――。

実は、まだよくわかっていません。認知症について書かれた本やサイトを見ると、わかったようなことがたくさん書かれていますが、本当のところはわかっていないのです。まだわかっていないので、「認知症の原因はこれじゃないか」といろいろな仮説が提唱されています。

なかでも有力なものが、「アミロイドβ仮説」です。

私も、1章で、アルツハイマー型認知症の説明として「神経細胞にアミロイドβをはじめとする老廃物がたまり、徐々に神経細胞が死滅し」ていく、と紹介しました。これを読んで、「なるほど、アルツハイマー型認知症の原因はアミロイドβなのか」と早合点した方もいるかもしれません。

でも、わかっているのは、アルツハイマー型認知症の方の脳内にはアミロイドβがたくさん沈着しているということだけ。それが認知症を引き起こしている原因なのか、それとも結果なのかはよくわかっていません。むしろ、原因ではなく結果ではないか、というのが通説です。

アミロイドβ仮説が提唱されるようになったのは2000年前後から。以来、アミロイドβ仮説をもとに世界中でさまざまな薬の開発が行われてきましたが、なかなかうまくいっていません。期待された結果が得られずにいました。

記憶に新しいところでは、日本のエーザイとアメリカのバイオジェンが共同開発した「アデュヘルム®（一般名：アデュカヌマブ）」という薬が、発売寸前までいって承認見送りになりました。これは、アミロイドβを認知症の原因と考え、脳内にたまったアミロイドβを取り除くことができるという薬でした。

ですが、治験の結果に一貫性がなく、アミロイドβの減少と症状の改善との関連性は確立していないこと、副作用として脳の浮腫や出血などが見られることを理由に、承認は見送られました。

私は、このニュースを聞いてホッとしました。

アミロイドβが原因か結果かさえまだわかっていないのに、そんな海のものとも山のものともわからない新しい認知症の薬に、高額な値段をつけて保険で賄うのだろうかと心配していたからです。というのは、この薬、４週に１回の点滴投与が必要で、患者さん１人あたり年間約610万円もかかるというのです。

　根本的に認知症を治せるわけでもないのに、です。


　ところがホッとしたのもつかの間、同じくエーザイとバイオジェンが共同開発する「レケンビ®（一般名：レカネマブ）」という認知症の薬が、「アルツハイマー病による軽度認知障害及び軽度の認知症の進行抑制」の効能・効果で、2023年9月に正式に承認を取得しました。これも、アデュヘルムと同じく、アミロイドβを取り除くことで認知症の進行を遅らせようという薬です。この薬については、3章の薬の章で改めて書きますが、結論を言えば、私は期待していません。

　レケンビは、アデュヘルムの二の舞にはならないという触れ込みで、世間ではとても期待され、メディアも大々的に取り上げました。おそらくエーザイの株価も上がるのでしょう。でも、アミロイドβ仮説はあくまでも仮説の一つに過ぎません。

神経の〝カバー〟が傷むから情報伝達が悪くなる?

「神経細胞を覆う鞘(さや)=ミエリン」が傷むから
神経の情報伝達が悪くなるのではないか――。
これも一つの仮説だ。
ミエリンに注目した治療法も生まれている。

アルツハイマー型認知症では、徐々に神経細胞が死滅して、脳が萎縮していきます。
では、なぜ神経細胞が死滅していくのか。

アミロイドβ仮説では、アミロイドβという脳のゴミがたまることが原因ではないかと考えるわけですが、そうではなく、神経細胞を包んでいる〝カバー〟が劣化することが原因ではないかという考え方もあります。

それは、「ミエリン仮説」と呼ばれています。

神経細胞は、「軸索（じくさく）」と呼ばれる長い突起を伸ばして、情報を隣の神経細胞に伝えています。そして、軸索は、電源コードが鞘で覆われているように、脂肪でできた鞘で覆われています。

この鞘の部分を「髄鞘（ずいしょう）」または「ミエリン」と呼ぶのです。

アルツハイマー型認知症の人の脳を画像検査で調べると、脳の内側のほうでミエリンが変性していたり崩壊したりしていることが以前から報告されていました。でも、これまではアミロイドβがたまることで、ミエリンの品質も悪くなるのだろうと考えられていました。つまりアミロイドβが原因で、ミエリンの劣化は結果ととらえられていたわけです。

そうではなく、神経細胞を包んでいるカバーであるミエリンが悪くなることのほうが原因であり、アルツハイマー型認知症の本質ではないか——。

そう最初にミエリン仮説を唱えたのが、元慶應義塾大学漢方医学センターの阿相皓晃（あそうひろあき）先生です。

実は、ミエリンはただ神経細胞をカバーしているだけではなく、重要な役割を担っています。

一つが、情報伝達の高速化です。ミエリンがあることによってその内側を走る軸索での情報伝達が100倍にも速くなることがわかっているのです。つまり、ミエリンがちゃんと機能していれば、頭の回転が良くなるということ。

また、ミエリンは、神経細胞への栄養供給も行っています。〝鞘〟が神経細胞に栄養を与え、神経細胞の健康を左右しているわけです。

脳内の神経細胞そのものは基本的には再生しません。でも、外側のカバー（＝ミエリン）は再生を繰り返していて、古くなると新しいカバーに取り替えられます。そうやって機能を保っているのですが、年齢を重ねるにつれて、剝がれたカバーがうまく新しいものに取り替えられなくなってしまいます。

そこで気になるのは、神経細胞のカバーであるミエリンをどうにか修復できないか、ということ。ミエリンを効率的に修復することができれば、認知症の症状を改善できるのではないかと、ミエリン仮説に基づいた治療法もすでに生まれています。

その一つが「Ｍガード」というサプリメントで、ミエリン仮説の提唱者である阿相先生が、グロービアミエリン研究所の所長としてミエリン研究を続けながら開発に携わっています。

ミエリン仮説もあくまでも仮説なので、まだわかっていないことも多いですが、有力な仮説の一つです。

海馬が萎縮すれば認知機能が下がる、わけではない

海馬が萎縮するから認知症になるのか？　それも違う。
萎縮があってもボケていない人もいれば
萎縮はないのにボケている人もいる。
海馬の大きさだけで判断はできない。

アルツハイマー型認知症でまず萎縮していくのが、脳の「海馬」という部分だと言われています。

では、海馬が萎縮するからアルツハイマー型認知症になるのでしょうか？

それは違います。

おさらいすると、海馬とは、脳の中心部にある小指の先ほどの小さな部分です。左右の脳に一つずつあり、その小さな部分に、主に短期記憶にかかわる神経細胞が1億個ほど詰まっています。ちなみに短期記憶とは、数秒から数分程度の比較的短い時間しか保持されない記憶のことです。

アルツハイマー型では、この海馬から萎縮しやすいので、短期記憶が障害されて、直前の出来事を忘れやすく、同じことを何度も繰り返し聞きやすいと言われます。

海馬が萎縮するから、短期記憶が落ちる。

そう言われれば、「ああ、そうなんや」と納得しやすいでしょう。でも、実際は、そう単純ではありません。

まず、海馬の体積は若い人と高齢者では全然違います。年齢を重ねるとともに、海馬の体積はだんだん減っていくものです。体積が減るとは、つまり萎縮していくということ。

でも、海馬が多少萎縮していても認知機能はまったくの正常という人はいくらでもいます。逆に、海馬の萎縮はほとんどないけれど、認知機能は明らかに落ちている人もたくさんいます。


海馬の大きさだけで短期記憶や認知機能を評価することはできないはずです。

例えるなら、あなたは体が大きいから野球が上手いですね、ゴルフが上手いですね、ボールを遠くに飛ばせますね……と言うようなものでしょうか。体が大きいほうが有利な面もあるかもしれませんが、決してそうとは限りません。体が小さくても野球やゴルフが上手い人はいくらでもいますし、小さい体でボールを遠くに飛ばす人もいます。当然、その逆も然りでしょう。

それと同じで、**海馬の大きさと短期記憶や認知機能の間には多少の相関関係はあるものの、絶対的な相関関係はないのです。**

このことを多くの医者も誤解しています。

認知症の専門医であっても、画像検査の結果で海馬の萎縮が目立つと、即座に短期記憶の低下と結びつけて、「アルツハイマー型認知症でしょう」などと診断してしまう人が結構いますが、それは間違いです。

画像検査の所見と機能（ファンクション）は別物。ＭＲＩやＣＴといった画像検査は認知症の診断に必要不可欠な検査であり、画像から海馬の大きさや萎縮の度合いを測ることはよくあります。でも、それはあくまでも参考所見の一つ。画像検査の結果だけで判断することはできません。画像から診断することには限界があることを知っておかなければなりません。

私は、**認知症の場合、画像診断よりも症状を見ることのほうがずっと大切**だと思っています。症状をよく聞き取り、患者さんやご家族の訴えにちゃんと耳を傾けてくれる医者にかかってください。

脳全体の萎縮も十人十色

脳の萎縮の仕方も
症状の現れ方も十人十色。
「萎縮があるから認知症」ではなく、
どこかが萎縮してもほかの部位が助けることもある。

海馬が萎縮していても短期記憶がしっかりしている人もいる。

これは、脳全体についても同じことが言えます。

脳全体の萎縮が多少進んでいても、まったく認知症の症状は見られず、普通に生活している人はたくさんいます。逆に、脳は全然萎縮しておらず、若い脳に見えるのに、認知機能障害のある人もいます。

例えば、ヤコブ病の人がそうです。最終的にはスポンジ脳と言われるスカスカの脳になりますが、初期の段階では物忘れや計算力の低下といった認知機能障害があるだけで、ＭＲＩを撮っても脳の萎縮は見つかりません。

だから、脳の萎縮や海馬の萎縮だけで認知症を評価することはできないのです。

また、「脳が萎縮する」と言っても、一様に萎縮していくわけではなく、まだらに萎縮していきます。萎縮する箇所は、十人十色。右脳と左脳でも萎縮の仕方は違います。

アルツハイマー型ならまず海馬を中心に萎縮して次に大脳が萎縮してくる、前頭側頭型は前頭葉や側頭葉が萎縮する、レビー小体型は後頭葉の血流が悪くなる――など、大まかな傾向はありますが、あくまでも傾向であって、絶対的なものではありません。やっぱり人によって違います。なおかつ、病状が進行するとどんどん変わっていきます。

さらに、まだらに萎縮していく、その萎縮している箇所によってどんなことができなくなるのかがわかるかと言えば、必ずしもそうでもありません。

「脳番地」という言葉があります。医師で脳科学者の加藤俊徳(かとうとしのり)先生が名付け親で、同じような働きを担う神経細胞の集まりとその機能を指す言葉です。脳内のここの部分(番地)はこういう機能を司っている——と、大きく8つの番地に分けられています。

ただ、それもあくまでも概念であって、どこまで正しいかはわかっていません。なぜなら、脳の形は画像で調べられても、機能は調べようがないからです。

例えば、目の機能は視力検査でわかりますよね。耳も聴力検査でわかるし、心臓も心電図や心エコーでわかります。でも、脳の機能は調べられません。脳波をとってもわかることは限定的です。

だから、例えば「計算ができなくなった」「道に迷いやすくなった」ときに、計算や空間認識を司っている部分が必ずしも萎縮しているかというと、そうとは言い切れません。

また、脳の同じ部分が萎縮していても、どんな症状が現れるかは十人十色です。

そもそも脳は「この部分はこの機能」と一対一で対応しているわけではありません。海馬は主に短期記憶にかかわるというように大まかな役割はありますが、代償するという機能もあります。

例えば、脳梗塞になって、脳のある部分が壊死しても別の部分が助けることはよくあるのです。脳梗塞で右半身に麻痺が生じた長嶋茂雄さんも、懸命なリハビリでだんだん良くなっていますよね。脳は、野球やサッカーのようにチームでプレーをしているので、助け合いが起こるわけです。

だから、仮に海馬の神経細胞の数が1万個から5千個に減ったとしても、それで認知機能が半分になるわけではありません。1万人の社員がいた会社が5千人になっても、一人ひとりが頑張って、全体としては同じ仕事量を維持することがあるように、神経細胞の数や脳の体積、萎縮の度合いだけで脳の機能は決まりません。

アセチルコリンを増やすほど改善する?

アリセプト® などの抗認知症薬は
脳内で減少する神経伝達物質「アセチルコリン」を増やす。
ところが、いいことばかりではない。
何かを増やせば何かが減り、脳内のバランスは悪くなる。

私たちの脳内では、無数の神経細胞同士が〝手〟と〝手〟をつなぎ合って、情報のやり取りを行っています。そのやり取りがスムーズであれば、認知機能が保たれているということです。

この神経細胞同士の情報のやり取りをもう少し詳しく説明すると、神経細胞は「軸索」と呼ばれる長い手を伸ばして、隣の神経細胞に情報を伝えています。

このとき、長く伸ばした手の先と隣の神経細胞の間にはほんのちょっとすき間がありま す。だから、情報を直接届けることはできません。

そこで、重要な働きをするのが「神経伝達物質」です。神経細胞は長い手の先から神経伝達物質をすき間に放出して、隣の神経細胞に届けています。

この神経伝達物質が不足すると、情報のやり取りがうまくいかなくなります。

そして、神経伝達物質にはいくつかの種類があり、アルツハイマー型認知症やレビー小体型認知症では、「アセチルコリン」という神経伝達物質が減少していると言われていま す。

アセチルコリンが足りないから、神経細胞間の情報伝達が悪くなって、認知症を引き起こしている。そう考えるのが、「アセチルコリン仮説」です。

実際、現在使われている認知症の薬は、アセチルコリン仮説に基づいて開発されています。それが、「アリセプト（一般名：ドネペジル塩酸塩）」「レミニール®（同ガランタミン臭化水素酸塩）」「イクセロンパッチ®／リバスタッチ®（同リバスチグミン）」の3つ。

これらは、アセチルコリンを分解するアセチルコリンエステラーゼという酵素の働きを邪魔することで、脳内のアセチルコリンの量を増やそうという薬です。

アセチルコリンが不足して神経の情報伝達が悪くなっているのなら、薬でアセチルコリンを増やしてあげれば情報伝達が良くなるのではないか……と、思うでしょう。

ところが、脳というのはそう単純ではありません。

脳内の神経伝達物質には、アセチルコリン以外にも、ドーパミンやオキシトシン、セロトニンなどいくつかの種類があります。アセチルコリンだけで単独で存在するわけではなく、複数の神経伝達物質のバランスのなかにアセチルコリンもあるのです。

そのため、薬でアセチルコリンだけを無理やり増やすと、脳内のバランスが崩れてしまうのではないか、と言われています。特に、アセチルコリンが相対的に増えると、セロトニンが減少します。このこともまだ仮説段階で証明されたわけではありませんが、私は、経験上、間違いないと思います。

では、セロトニンが減るとどうなるのかというと、うつになります。うつ病では、セロトニンが減るのです。

あるいは、ドーパミンが減ったら、パーキンソン病になって、歩行障害が起きたりします。

そもそもアセチルコリン仮説も、まだ仮説です。にもかかわらず、安易に薬を使ってアセチルコリンだけを無理やり増やせば、脳内のバランスを乱し、うつになったり、歩行障害が出たり、よからぬ副作用を招いてしまうのは、当然のことなのです。

すべては仮説

認知症の原因として今挙げられているものはすべて仮説。
そもそも高齢者の認知症は老化の延長線上にあるもの。
部分に原因を求めるのではなく、
全体としてとらえることが重要ではないか。

なぜ、認知症になるのか。ここまで5つの仮説を紹介してきました。

おさらいすると、

・脳にたまったアミロイドβが神経細胞を死滅させるから（アミロイドβ仮説）
・神経細胞を覆っているカバーが劣化するから（ミエリン仮説）
・海馬が萎縮するから
・脳が萎縮するから
・アセチルコリンが欠乏するから（アセチルコリン仮説）

という5つです。

どれも、事実と仮説が入り混じっています。

確かに、アルツハイマー型認知症の人の脳にはアミロイドβがたまり、老人斑と呼ばれるシミができていることが多いですが、それが根本的な原因なのかどうかは異論があります。そもそも、老人斑ができていても認知症のない人もいれば、老人斑はないのに認知症の症状が出る人もいます。

そのことは、すでに述べたように、海馬の萎縮や脳全体の萎縮についても同じです。

アセチルコリンの欠乏にしても、認知症の人の脳内で減っていることは事実でも、足りないから足せばいいかというと、そう単純な話ではないことはすでに説明しました。ここでも事実と仮説が入り混じっています。

結局のところ、なぜ認知症になるのか、どうやって認知症になるのかはまだよくわかっていないのです。

そもそも脳というのは非常に複雑で、西洋医学的な「原因があって結果がある」という考え方だけでは説明できない現象があります。

いえ、脳だけではなく、人間の体というのは複雑に連携しながら働いています。脳について一部がダメージを受けてもほかが助ける〝代償機能〟があると書きましたが、それは脳に限ったことではありません。体のなかでよく起こることなのです。

例えば、心臓の血管で狭窄が起これば、その先に血液が行かなくなるわけですから一大事です。ところが、一ヵ所で狭窄が起こっていても、横から「側副血行路」と呼ばれる新たな血管ができて助けてくれることはよくあります。血管が詰まりかけていたことにも気づかず普通に生活をしていて、たまたま受けた検査で見つかり、「よう死ななかったなあ」と安堵するなんてことは珍しくありません。

人間の体というのは複雑に絡み合って助け合いながら働いているからこそ、西洋医学のように局所的に分析するだけではなく、全体としてとらえることも重要でしょう。

ましてや認知症は、老化の延長線上にある病気です。部分に原因を求める西洋医学的なアプローチよりも、生活も含めて人間全体を診る東洋医学や、未病のうちに防ぐ予防医学のアプローチこそが大切だと思っています。

第3章　認知症の薬と治療

認知症を治す薬はない、と心しよう

まず、認知症の薬は完治をめざす薬ではない。
人によっては、進行を遅らせることができるかもしれない。
でも、重大な副作用もある。
海外でお払い箱になった薬が、日本ではバンバン使われている。

「認知症を治す薬を出してください」

そうおっしゃる患者さん（あるいはご家族）は多いのですが、残念ながら、そんなものはありません。

現在、国内で使われている4種類の抗認知症薬――「アリセプト®」「レミニール®」「イクセロンパッチ®／リバスタッチ」「メマリー®（一般名：メマンチン塩酸塩）」――も、新たに承認された「レケンビ®」も、認知症の進行を〝遅らせる〟薬です。認知症を〝完治させる〟薬ではありません。

認知症は、基本的には緩やかに進行していく病気です。

誰だって、年を重ねれば老いていくもの。それが自然の摂理です。その自然な老いよりも速いスピードで老いて、日常生活に支障が出るのが認知症なので、薬が、その進行を確実に遅らせてくれるのならありがたいのですが、遅らせる可能性がある、というだけ。一定期間、効果が見られる人もいれば、まったく効果のない人もいます。

総じて、メリットはあまり大きくないというのが、さまざまな患者さんを診てきたなかで感じる正直な感想です。

そして私の肌感覚だけではなく、抗認知症薬が「とてもよく効いた」と判断できるのはなんと40人に1人だったという報告も出ています。これは複数の研究を解析した結果です。

一方で、副作用は大きい。

4種類の抗認知症薬のうち、アリセプト、レミニール、イクセロンパッチ／リバスタッチの3種類は神経伝達物質アセチルコリンを増やす薬で、メマリーは同じく神経伝達物質の一つのグルタミン酸の過剰な刺激から神経細胞を守る薬です。

作用の仕方は違いますが、いずれにしても薬理作用が単純で強烈なのです。

どんな副作用が出るのかというと、まず、易怒性（いど）といって怒りやすくなります。

また、歩行障害やふるえなどのパーキンソン様症状も出ます。

それから、脈が1分間に10回程度まで遅くなって心停止に至ることもあります。

ほかにも不穏、暴言、徘徊、不眠、食欲不振、便秘、嘔吐、下痢などさまざまです。

フランスでは、このように副作用が多い一方で、「介護施設に入るのを遅らせる（自宅での生活を長くする）」「ＱＯＬを改善する」「寿命を延ばす」といった長期の効果は明らかではないとの判断から、２０１８年に4剤とも保険の対象から外されました。メリットは少ない割にデメリットは多いと判断され、お払い箱になったわけです。

ところが日本では、アリセプトが発売されて20年以上、ほかの3剤が発売されて10年以上経ち、重大な副作用がわかってきたというのに、いまだに漫然と使われ続けています。

私が知っているある介護施設では、全員に一様にアリセプトが処方されていました。そして、薬の副作用で怒りっぽくなったり、落ち着きがなくなったり暴れたりした人は、自動的に精神病院に転院させられていました。

認知症の薬は、認知症を治してくれるわけではありません。恩恵は大きくないのに副作用は大きいのであれば、決して我慢して使い続けるべきではないのです。

そもそも認知症の医療において、私は薬の役割は1割以下だと思っています。

薬は「足す」ではなく「引く」

抗認知症薬とは興奮剤。
落ち着かなくなる、暴れるなどの周辺症状をつくっていないか？
興奮剤でつくられた興奮を新たな薬で抑え込む
〝デビル処方〟にも気をつけよう。

認知症の薬は脳に作用するものなので、〝適量〟の個人差が大きいことに注意が必要です。効果があるかどうかの差も大きければ、効果が出るにしてもどのくらいの量が合っているのかの個人差も大きい。

私の感覚では、10倍どころか、１００倍ほど個人差があるように感じます。どんな薬でも人によって効き目に差はありますが、降圧剤や糖尿病の薬などとは比べものにならないほど、なのです。

ところが、当初は「増量規定」と言って、段階的に量を増やしていきなさいというルールがありました。アリセプトを例に挙げると「まずは1日1回3㎎から開始して2週間目には必ず5㎎に、その後は10㎎まで増量しなければならない」とされていたのです。

このことも、アリセプトをはじめとした抗認知症薬の副作用による入院や死亡を増やした要因だと思います。個人差が大きい薬だからこそ、慎重に、患者さんの症状や体調に合わせて細やかに調節しながら使わなければいけないのに、〝エビデンス〟を盾に、一律に増量していたのですから。

そこで私は、参議院議員の山東昭子（さんとうあきこ）さんを顧問に迎えて、２０１５年に一般社団法人

「抗認知症薬の適量処方を実現する会」を立ち上げました。抗認知症薬の過剰投与に苦しむ被害者の声をネットで広く集めて、国会やマスコミなどで増量規定の撤廃を呼び掛けたところ、その活動が実り、翌2016年には増量規定は正式に撤廃されました。

ところが、撤廃されたことを知らない医者がいまだに多くいます。

例えば、アリセプトを1日3㎎服用していたときには調子が良かったのに、5㎎に増量した途端に興奮や暴力、歩行障害などが起こることが少なからずあります。そういうときには、3㎎に戻すか、中止するのが本来でしょう。それなのに「薬が効いていないからだ！　10㎎に増やそう」と考える医者がいるのです。

アリセプトは端的に言えば「興奮剤」です。増やせば、さらに興奮して暴れるようになるでしょう。

そうすると、どうなるのか——。

今度は、その興奮を抑えるための鎮静剤（抗精神病薬）が処方されます。

興奮剤によって起きた興奮を、鎮静剤を使うことで抑え込む……。ナンセンスというか、

マッチポンプというか、本当に意味不明ですが、よくある悲劇です。

こうした処方を「デビル処方」と呼ぶことを覚えておいてください。

認知症の症状には「中核症状」と「周辺症状」がある、とよく説明されます。中核症状は、記憶障害や判断力低下といった認知機能そのものの症状です。

一方、周辺症状は中核症状に伴い生じるものですが、誰にでも起こるわけではありません。暴れたり、落ち着きなくイライラしたりするのも、周辺症状のほう。

認知症の薬が、周辺症状をつくり出していることがよくあるのです。

もしも、認知症の人の周辺症状が突然激しくなったと感じたなら、まず考えるべきは薬の影響です。最近薬の量が増えなかったか、新しく追加になった薬がないか、考えましょう。原因の薬を中止すれば、1週間もしないうちに穏やかになり解決します。

薬でつくった症状を薬で解決しようとする〝デビル処方医〟ではなく、引き算で考えられる医者を選んでほしいと思います。

前頭側頭型に抗認知症薬は禁忌

前頭側頭型認知症に抗認知症薬を使うと興奮傾向にある人をさらに興奮させてしまう。前頭側頭型の治療は、ユマニチュード（=かかわり方）と抑制系の薬を上手に使うこと。

４種類の抗認知症薬のうち、「アリセプト」はアルツハイマー型のほか、レビー小体型認知症にも適応がありますが（その是非はさておき……）、「レミニール」「イクセロンパッチ／リバスタッチ」「メマリー」の3種類はアルツハイマー型認知症のみの適応です。ほかの認知症に適応はありません。

特に、感情が抑えられなくなる、興奮系の認知症である前頭側頭型認知症の人には、抗認知症薬全般、ご法度です。

抗認知症薬は、神経伝達物質を増やして、人工的に興奮させるタイプの薬です。もともと興奮傾向のある人に興奮剤を投与するということは、ボヤに油を注いで大火事を起こすようなもの。

暴言や暴力といった症状が出てくれば「早く薬を！」となりがちですが、そこで抗認知症薬を使えば、かえって悪化させてしまいます。残念ながら、そんな基本的なことも知らない不勉強な医者は少なくありません。

では、前頭側頭型認知症の人の介護で、暴言や暴力に困ったときにはどうすればいいのでしょうか。

興奮剤ではなく、抑制系の薬を上手に使うことと、かかわり方を工夫することです。目線を合わせて話す、体に触れながら話す、笑顔で話す。そうしたかかわり方、接し方の技法を「ユマニチュード」と言います。ユマニチュードを活用することが重要です。

ただ、どんなにかかわり方を工夫しても、薬の力を借りなければどうにもならない場合が現実にはあります。そういうときにはまず「抑肝散（よっかんさん）」という抑制系の漢方薬を使います。ただし、漫然と長期間使うのではなく、あくまでも期間限定での使用に留めることが必要です。

そして、漢方薬ではどうしても効果が不十分な場合には、神経の高ぶりや興奮を抑えるタイプの抗精神病薬をごく少量から使い、様子を見ながら少しずつ増減していきます。このとき、作用が弱い薬を少量から使うことが大原則です。

例えば、「ウインタミン」という薬があります。これは、神経の高ぶりや不安感をしずめる抗精神病薬です。

通常は1錠25㎎が最小単位ですが、それよりもずっと少ない量を料理の隠し味のように使うことで、前頭側頭型認知症の人の困った症状が嘘のように改善するケースを多く経験しました。これは、〝コウノメソッド〟で学びました。

具体的には、薬局でウインタミンを粉に砕いてもらい、朝に4㎎、夕に6㎎服用してもらうだけで、見違えるように穏やかになることは少なくないのです。それだけで「名医」とまで言われて、家族や介護職員に感謝されてきました。

興奮剤系の抗認知症薬と抑制系の抗精神病薬が同時に出されていないでしょうか。

前頭側頭型認知症にはそもそも抗認知症薬は禁忌で、ユマニチュード（かかわり方）が主体です。それなのに、誤って興奮剤を飲ませて興奮が増せば「効かなければ増量だ」と興奮剤を増やす医者もいます。あるいは、前頭側頭型であることを見抜けず、アルツハイマー型と誤診して抗認知症薬を使い続ける医者も。

まだまだ前頭側頭型認知症を知らない医者も多いので、精神病院に入院させられる前に、前頭側頭型をよく知っている医者に主治医を交代することをおすすめします。

レビーには細やかなさじ加減が肝心

薬に対して非常に敏感で副作用の出やすい
「薬剤過敏性」のあるレビー小体型認知症。
少量の抗認知症薬が効くこともあるが
細やかな微調節ができなければ逆効果に。

抗認知症薬の代表である「アリセプト」だけは、アルツハイマー型認知症に加えて、レビー小体型認知症も適応になっていますが、レビーに対してアリセプトを上手に使える医者はそんなにいないのではないか、と私は危惧しています。

アリセプトをレビー小体型に使うときにも、1日1回3㎎から開始して「3→5→10㎎」と増やすことが推奨されています。私に言わせれば、とんでもない話です。

まず、レビー小体型認知症の特徴の一つに、薬剤過敏性があります。薬に対して敏感で副作用が出やすい体質なのです。それなのに、アリセプトのような強烈な薬で無理やりアセチルコリンを増やそうとすると、脳内ホルモンのバランスが崩れて、相対的にドーパミンが減少し、パーキンソン病のような傾向になります。幻視が進み、歩行障害も悪化し、ふるえも出て、食欲はさらに低下するでしょう。

レビー小体型の人は、表情がうつろで元気がなくなりやすいので「うつ病」と誤診されやすいのですが、それがパーキンソン病に変わったり、要介護度が上がったりするのです。そうすると、嚥下障害が進行して誤嚥性肺炎になりやすくなったり、周辺症状が悪化したりもして、「このまま家（介護施設）にいるのは難しいですね」という話になり、抗精神病薬の使用や精神病院への入院を余儀なくされることもしばしばあります。

抗精神病薬を使えば、繊細なレビー小体型認知症の患者さんはさらに症状を悪化させかねないのですが……。


私はこれまでに、そんな薬害に遭っているレビー患者さんを10人以上救ってきました。みなさん、ご家族からの駆け込み相談でした。治療は簡単です。ただアリセプトと、それに付随して必要になった薬をやめるだけ。それだけで1週間も経てば、本来のおとなしい患者さんに戻り、ご家族からは感謝されてきました。


ただ、レビー小体型認知症へのアリセプトの使用を完全に否定しているわけではありません。使い方によっては、良い結果につながることもあるにはあります。

80代のある患者さんは典型的なレビー小体型認知症で、ご家族に依頼されて自宅を訪問すると、何かの幻視が見えるらしく、「怖い、怖い」と言って台所のテーブルの下にうずくまっていました。

その方には、アリセプト1・5㎎を処方してみました。すると翌日には歩けるようになり、その後、デイサービスにも行けるくらいに普通の高齢者に戻りました。暗かった表情も明るくなり、笑顔で話ができるようになりました。ご家族は「魔法みたい！」と喜んでおられました。

調子に乗った私は、1週間後に3㎎に増やしてみました。すると、暴れ出し、暴言を吐くようになり、デイサービスに行くのも拒否するように。その報告を受けて3日後に1・5㎎に戻すと、1週間後には平穏を取り戻し、笑顔も戻りました。

そのまま1・5㎎処方を続け、いい状態が続いていましたが、半年が過ぎたあたりから徐々に笑顔が消えて、無表情・無気力になりました。そこで、アリセプトを増やすか減らすか迷いましたが、結局、中止しました。その後は緩やかな経過をたどり、1年ほど自宅介護を受けた後、ご家族の意向で施設入所となりました。

この方のように、うつ傾向や自己否定傾向の強いレビー患者さんには、ごく少量のアリセプトが著効することが稀にあります。少量を微調節しながらであれば、一定期間は効果が得られることがあるのは事実です。ただ、上手に微調節してくれる医者がどれほどいるのか……。残念ながら見つけることは難しいのではないか、と思います。

新薬「レケンビ」は有効か？

画期的な新薬？　期待の抗認知症薬？
メディアでは救世主のように報じられているが
見逃せない副作用がすでに報告されている。
過度な期待は禁物だ。

認知症の薬は長らく4種類だけでしたが（それぞれのジェネリックはたくさん出ていますが）、新たな認知症の薬として「レケンビ」が承認されました。この本が出る頃には、もう患者さんへの投与も始まっているでしょうか。

これまでに使われてきた4種類の薬とは違い、新たな薬は、アルツハイマー病の原因物質と考えられているアミロイドβを取り除く、初めての薬です。日本のエーザイとアメリカのバイオジェンの共同開発によるもの。ちなみに、アリセプトを開発したものエーザイです。アリセプトが本当に有効であったなら、レケンビは必要なかったかもしれません。

さて、新たなレケンビはどんな薬かというと、体内の免疫反応を利用して、アミロイドβを取り除くことで、認知症の進行を遅らせようというものです。すでにダメージを受けた神経細胞を修復することはできないので、認知症を治す薬ではありません。

なおかつ、対象となるのは、ＰＥＴ検査や脳脊髄液検査などの事前検査で脳内にアミロイドβの蓄積が確認されているアルツハイマー病の患者さんで、認知症の初期もしくは予備軍である軽度認知障害（ＭＣＩ）の人に限られます。とはいえ、認知症予備軍や軽度の人は多いので、「新しい薬を我先に！」と病院には患者さんが殺到することでしょう。でも、ちょっと待ってください。

治験では、約1800人を2つのグループに分けて、一方は2週間に1回レケンビの点滴を、もう一方は偽薬を点滴して、認知機能の推移が比較されました。1年半後の検査ではレケンビを投与したグループのほうが悪化を27%抑えられたということで「効果がある」と認められたわけですが、決して認知機能が改善したわけではありません。どちらのグループも認知機能は低下していたけれど、レケンビのグループほうが悪化の度合いが少なかったというだけです。

そして、その27%の差を、果たして生活のなかでご家族や本人が感じられるのかというと、おそらく難しいでしょう。

また、何より気になるのが副作用です。脳出血や脳浮腫などの副作用が2割の患者さんに出ていることを見逃してはなりません。単純に考えて、それだけでも認知機能が低下するのではないでしょうか。

薬の価値はメリットとデメリットで判断されます。新たな機序の画期的な薬だとメリットばかりが過剰評価され、副作用などのデメリットが過小評価されているのではないか、と感じています。

それに、すでに販売されているアメリカでは、年間で患者さん1人あたり約390万円かかるそうです。そのお金を誰が払うのでしょうか。ほぼ税金と保険料で賄われることになりますが、この先も日本の国民皆保険は維持できるのか、心配になってしまいます。

10年後、この薬は残っているでしょうか。私は「NO」と予想します。

これまでの抗認知症薬も「これで認知症が良くなる！」と大々的に宣伝され、期待されて登場しながら、ほとんど結果を残さないまま消えかけています。むしろ、薬害に名前を連ねることにならないか、嫌な予感すらよぎります。

そもそもアミロイドβが本当に原因なのかどうかもまだわかっていないのです。そんな出発点がぐらついている、まだ真の正体がわからない点滴に期待するよりも、歩行、食事療法、運動療法のほうが格段に予防効果があると思います。安易に飛びつかず、少なくとも1年間は静観してください。

薬害認知症から逃げよう

6種類以上の多剤投与は
ふらつき・転倒だけではなく、物忘れも増やす。
良かれと思って飲んでいる薬で、頭をボーッとさせていないか。
減薬は、勇気を出してかかりつけ医に相談しよう。

抗認知症薬が「怒りっぽくなる」「落ち着かなくなる」「暴れる」といった認知症の周辺症状をつくり出し、悪化させていることがあると書きましたが、薬でつくられる認知症、すなわち〝薬害認知症〟はほかにもあります。

その代表例が「多剤投与」です。薬が多過ぎるということ。

高齢者の場合、服用する薬が6種類以上になると、副作用が起こるリスクが高まります。このことは国（厚生労働省）も認識していて、**一般的に6種類以上の薬が処方されていることを多剤投与と呼びます。**

そして、多剤投与による副作用で高齢者に多いのが、ふらつき、転倒、骨折、そして認知機能の低下です。多剤投与の副作用で物忘れが進んで、認知症と間違われ、抗認知症薬まで出されている人も、何人も見てきました。6種類以上の薬を飲んでいると認知症になりやすいことは事実だと思います。

年齢を重ねれば、何かと持病は増えるものです。なおかつ、「専門医に診てもらいたい」という患者さんが多いので、例えば、高血圧と逆流性食道炎、パーキンソン病があった場合、同じ内科でも「循環器内科」「消化器内科」「神経内科」と3つの診療科にかかることになります。そして、それぞれの診療科で、専門医が、専門の病気だけを診て、診療ガイドラインが推奨するベストな治療を行おうとすれば、一つの病気に対して複数の薬が出されることは決してまれではありません。

1つの診療科でもらう薬は3種類でも、2つにかかれば6種類、3つにかかれば9種類、4つにかかれば12種類……と、薬の数は簡単に増えていきます。特に3年間に及ぶコロナ禍において「お薬だけ受診」が増えて機械的に処方されている人が増えました。

高齢者ほど薬の数が増えやすい一方で、悪影響を受けやすいのも高齢者です。なぜなら、加齢とともに、薬を代謝する腎臓や肝臓の機能も衰えるから。薬の成分を分解して排泄するまでに時間がかかるようになり、薬の作用が思ったよりも長く、強く効きやすいのです。複数の薬を飲んでいれば、思わぬ副作用や相互作用が起きやすくなります。

まずは、6種類以上の多剤投与からの脱却をめざしてほしいと思います。

ただし、それまで10種類も20種類も飲んでいた人が、急に自己判断で中止してしまうのは危険です。薬が出ているということは、何らかの意図があります。

今飲んでいる薬が次のどの範疇に入るのか、考えてみてください。

①　命に直接かかわる薬（危険な高血圧や狭心症発作などを抑える薬）
②　苦しみを和らげる薬（鎮痛薬や睡眠薬など）
③　機能低下を防ぐ薬（甲状腺ホルモン薬や抗パーキンソン病薬など）
④　慢性疾患の予後を良くする薬（降圧剤や糖尿病薬や骨粗しょう症治療薬など）
⑤　長期予後との関連が明らかではない薬（脳循環改善薬や心筋代謝改善薬など）

そして、①〜⑤のどれをより優先したいのかを考え、その結果を主治医に伝えて、相談しましょう。どの薬の優先順位が高いのかは、医者でなければわからない面があるので、自分で勝手に中止することはおすすめできません。

でも、薬を減らすという提案は、医者側から切り出されることはまれです。待っていても減りません。患者さんから言い出さない限り、なかなか減らないと思います。

減薬の方法については『薬のやめどき』（ブックマン社）という本も書いています。よかったら参考にしてください。

認知症をつくるクスリ!?

多剤投与ではなくても
使い続けていると認知症のリスクを上げる薬も。
本当にその薬は必要か、
生活習慣の見直しで代替できないか、考えよう。

副作用として認知機能障害が起こる薬もあります。

高齢者によく使われている、逆流性食道炎の薬もその一つです。

逆流性食道炎は、胃酸や胃の内容物が食道に逆流して炎症を起こし、さまざまな症状を起こすもの。昔は「胸やけ」「胃もたれ」と呼ばれていましたが、「逆流性食道炎」という病名がついたことで、治療の対象になりました。そうすると、当然、薬が出ます。

逆流性食道炎によく使われるのが、「ＰＰＩ（プロトンポンプ阻害薬）」という胃酸を強力に抑える薬です。胃酸が逆流して食道に炎症を起こしているから、悪者の胃酸を抑えようという発想ですが、胃酸は決して悪者ではありません。胃酸は体にとって必要だから出ているのです。

胃酸は、食べ物を消化するとともに、食べ物に含まれる細菌などを殺してくれます。胃酸が出なければ、食べたものを消化することもできなければ、汚いものが入ってきても殺菌することもできません。

だから、食事前には、汚いものが入ってきても太刀打ちできるように、胃酸の濃度を上げて、胃のなかのpHを下げ、酸性に保っておかなければならないのです。

空腹時の胃のなかは、通常、pH3くらいにまで下がっています。若い人はもっと低くて、pH2くらいまで下がります。というのは、年齢とともに胃酸の分泌量は減っていくのです。ただでさえ出にくくなっている胃酸を、薬で抑えてゼロにしてはいけません。

しかも、**漫然とPPIを使い続けていると、認知症のリスクが上がります。**

75歳以上の高齢者7万人超を対象にしたある研究では、PPIを常用している人は使っていない人に比べて、認知症のリスクが4割上がるという結果が出ていました。

胃酸が逆流するのは、食べ過ぎや早食い、脂肪分の多い食事、食べてすぐに寝ることなどが原因です。こうした食事の仕方を見直して、食事前にはちゃんと空腹にして胃のなかのpHを低くしておくことが大切なのです。それなのに、「胸やけ→逆流性食道炎と診断→PPI」と流れ作業のようになって、結果的に認知症を増やしています。

睡眠薬や安定剤も同じです。患者さんが医者に「眠れない……」と相談すれば、大抵の場合、睡眠薬か安定剤が処方されます。

でも、睡眠薬や安定剤も長く使っていると認知機能を下げます。睡眠薬や安定剤を高齢者が長く使っていると、認知機能障害が起こりやすくなることが複数の研究で報告されています。個人差はありますが、間違いないでしょう。睡眠薬に頼る前に、日中に体を動かす、昼寝をし過ぎないなど、日中の過ごし方を見直してほしいと思います。

また、薬の作用が短い時間で切れる「超短時間型」の睡眠薬でも、代謝機能が下がっている高齢者が使用した場合、想定よりも長く効いて、翌日の午前中までボーッとしてしまうこともあります。

「最近ぼんやりしていて、昼間もウトウトするんです。認知症でしょうか」と言って私のクリニックに来られた方の話をよくよく聞いてみると、睡眠薬の副作用だった、なんてこともありました。とくに3年間のコロナ禍でそんな人が増えました。

そのほか、降圧剤や抗てんかん薬、抗パーキンソン病薬も、副作用として認知機能障害を引き起こすリスクがあると言われています。だからと言って、「すぐさまやめなければいけない」ということではありませんが、漫然と使うのではなく、常にメリットとデメリットを比べ、優先順位を主治医とよく相談しましょう。

サプリメントという選択肢

副作用を気にしながら薬を使うなら
サプリメントで代替するという手も。
効果がマイルドで副作用がほぼないところが、
高齢者にとってはちょうどいい。

町医者としてこれまでたくさんの認知症の患者さんを診てきましたが、抗認知症薬を使っていたのはせいぜい1割程度です。原則は使わず、認知症の進行を予防する目的で薬を使うとしたら、**「プレタール®（一般名：シロスタゾール）」**を使ってきました。

プレタールは、脳梗塞の再発予防に使われる、いわゆる血液サラサラ薬です。脳の血管に血栓ができることを防ぐとともに、脳血流を増やす作用があり、認知症の進行を抑える効果があることが確認されています。

また、認知症に有効なサプリメントもあります。

実際に私が認知症の患者さんに推奨しているのは、**「フェルガード」「Mガード」「オキシカット」**など。自分で勉強して「良い」と思ったものだけを紹介しています。ただし、紹介するだけで、患者さんには近所の薬局でご自身で買っていただいているので、私には何の経済的メリットもありません。

なかでもいちばん多く使ってきたのは「フェルガード」です。

米ぬかに含まれるフェルラ酸という抗酸化作用のあるポリフェノールと、ガーデンアンゼリカ（西洋トウキ）、バコパというハーブが主な成分で、それらの比率によって複数の種類があります。

ガーデンアンゼリカには興奮性があるので、無気力でうつ傾向のあるアルツハイマー型認知症の人にはガーデンアンゼリカの多いものを、怒りっぽいピック病の人や薬剤過敏性のあるレビー小体型認知症の人にはガーデンアンゼリカの少ないものを、と使い分けることができます。フェルガードは、認知症の人全般に有効だと感じています。


「Mガード」のMはミエリン（神経細胞の鞘）のことで、認知症の原因仮説の一つ、ミエリン仮説に基づいてつくられたサプリメントです。みかんなどの柑橘類の皮に含まれるヘスペリジン、柑橘類のじゃばらの皮に多く含まれるナリルチン、大豆由来の脂質であるα－GPC、ケイヒ（シナモン）という4つの成分を効率的にとることで、ダメージを受けたミエリンを修復しようというものです。

みかんの皮を乾燥させたものは「陳皮（ちんぴ）」と言って、漢方薬としても使われています。みかんの皮で認知症を予防・改善できるなら、副作用の心配もなく、いいですよね。私も、認知症予防を期待して、Mガードをときどき飲んでいます。

「オキシカット」はビタミンCなど8種類の抗酸化物質で構成されているサプリメントです。岐阜大学の犬房春彦（いぬふさはるひこ）先生らが開発したもので、認知症の一歩手前の段階である軽度認知障害（MCI）の患者さんを対象にした研究で予防効果が認められています。「フェルガード」「Mガード」「オキシカット」は、どれも1ヵ月分で5〜6千円ほど。良心的な値段ではないかと思います。

ところで、「薬は5種類まで」「薬は足すよりも引くことが大事」とさんざん言ってきて、「え、サプリメントはええの？」と思う方もいるかもしれません。

私も、以前はサプリメントに対して、なんとなく怪しげというか、お金儲けが目的の毒にも薬にもならないものという印象をもっていました。でも、勉強していくうちに、いいものもあることがわかってきました。そして何より、サプリメントは薬に比べて副作用がありません。高齢になったら、副作用の問題が出やすい薬はなるべく控えたいもの。サプリメントで代用できるのなら、それに越したことはないと思います。

いちばんの治療・予防は歩くこと

認知症の最良の薬は、歩くこと。
歩けば、脳の血流が増え
新たな神経細胞を生み出すよう指令が出る。
どうか信じて、歩くことを楽しもう。

認知症の予防や改善に有効なサプリメントを紹介しましたが、それよりももっと大事なのは歩くことです。歩くことは、いつでもどこでも無料でできる、認知症のいちばんの治療・予防法です。

歩くことで認知症を予防できるというエビデンス（科学的根拠）はすでにたくさん出ています。一方で、歩くことで認知症を治せるかというと、そう断言はできませんが、「良くなる」とは自信をもって言えます。このことは、たくさんの患者さんたちから教えていただきました。

「物忘れがひどくなって……」と相談に来られた患者さんに「歩くことが大事やで。歩いてくださいね」と助言して、その助言を守って歩いてくれた患者さんたちが良くなっていく姿を幾度も見てきたのです。

なぜ歩くことが認知症にいいのかについては、実は『認知症は歩くだけで良くなる』（山と渓谷社）という本を出しています。このなかで詳しく書いていますが、かいつまんで説明すると、まず、歩くと脳の血流が増えます。

脳を健康に保つには、十分な血流が欠かせません。脳内の神経細胞は、血流不足に弱いのです。ところが、脳血流は加齢とともに低下し、認知症になると、より顕著に血流の低下が見られます。その点、歩くことは体全体の血流を改善し、脳内の血流も増やしてくれます。

また、歩くことで脳の神経細胞も増えます。

認知症を引き起こす病気はさまざまですが、脳の神経細胞が何らかの理由でダメージを受けて数が減っていくことは共通しています。

脳の神経細胞は大人になってからは減る一方だと考えられていましたが、新たにつくられる神経細胞もあることが最近ではわかってきました。そのために大事なのが、歩くなどの運動なのです。

運動をすると「神経栄養因子」という、神経細胞を成長させて新たな神経細胞を生み出すように促す物質が増えます。また、血管内では、傷ついた血管を修復したり、新しい血管をつくるのを促したりする「血管内皮増殖因子」が放出されます。つまり、歩くことは、

神経細胞を増やすと同時に、神経細胞に酸素や栄養を届ける血管も増やし、その両輪で脳をより健康にしてくれるのです。

もう一つ、歩くと不安が和らぐことも大事なポイントです。

私は、認知症の本態は不安ではないか、と思っています。物忘れが進み、以前には普通にできていたことができなくなっている自分に気づけば、誰しも不安に襲われるでしょう。そして、不安だからこそ、ときには取り繕ったり、声を荒げたり、逆に無気力になったりするのです。

常に不安を抱えて生きている認知症の人の心を落ち着かせる良い方法も、やっぱり歩くことです。歩くと、脳内で神経伝達物質のセロトニンがたくさん分泌されます。セロトニンは「幸せホルモン」とも呼ばれ、セロトニンが十分に分泌されていると幸せを感じやすくなります。

認知症の人は、不安を抱えているためにおどおどされていることが多いのですが、ふだんからよく歩いている認知症の人はニコニコされています。たとえ記憶障害があっても、穏やかに生活されていることが多いのです。

「歩くだけで?」と思うかもしれませんが、歩くことには、このようにいろいろな効果があります。だまされたと思って、物忘れが気になり始めた方は薬やサプリメントに頼る前に、まずは歩くことから始めてください。

第4章　大認知症時代を生きる心得

――認知症を遠ざける習慣――

予備軍から抜け出すか、認知症に進むか

軽度認知障害から認知症になる人は半分。
残りの半分は、健康な状態に戻る。
じゃあ、後者になるには？
その方法をお伝えしたい。

２０２５年には認知症の人が７００万人を超えると言われています。大認知症時代はもうすぐそこ、なのです。

認知症は、いきなりなるわけではありません。

アルツハイマー病であれば、アミロイドβなどの脳の〝ゴミ〟は、記憶障害などの認知症の症状が出る20～30年前にはすでに蓄積され始めていることが知られています。80歳で認知症を発症した人は、50代か60代の頃から実は始まっていたということです。

長い年月をかけてゆっくりと発症し、ゆっくりと進行していくのが認知症です。その間には、「軽度認知障害（ＭＣＩ）」と呼ばれる段階を通ります。認知症ではないけれど、〝年のせい〟では片づけられない物忘れがある、認知症の一歩手前の段階です。

このＭＣＩを経て認知症になるのですが、全員が認知症になっていくわけではありません。ＭＣＩから認知症になる人はおおよそ半分。残りのもう半分は、一歩手前の段階でなんとか踏みとどまり、健康な状態に戻っていきます。

そのまま突き進むか、引き返すか、大事なターニングポイントなのです。

だから、ＭＣＩの段階で「このままじゃ、あかん」と気づけるかどうかがその後の運命を左右します。

□物忘れがあることを自覚していたり、家族が気にしている
□日常生活には支障がない
□物忘れがあること以外、何かを考えたり、理解したり、計算したり、判断したりといった認知機能全般には問題はない
□ただ、年齢や教育レベルの影響だけでは説明できない記憶障害がある
□まだ認知症ではない

これら5つに当てはまる場合、MCIと考えられます。

それともう一つ、認知症になりやすい人の特徴が、次の歩き方です。

□歩幅が狭い
□歩く速度が遅い

こういう歩き方の人は認知症になりやすいことが、国内外の研究でわかっています。たくさんの患者さんを診てきた立場からも納得で、きれいに歩いている人に認知症の人はいません。歩くときにも、目の前に広がる景色を視覚でとらえ、足を動かし、バランスを取り、脳を働かせているのです。

物忘れだけではなく、前よりも歩くのが遅くなったな、小刻みに歩くようになったな、歩いているときにふらつくことがあるなと思ったら、「今が運命の分かれ道や」と思ってほしい。気づいたときが吉日です。

認知症予防で大切なことは、薬やサプリメントよりも、生活習慣です。食生活や趣味、日中の過ごし方などで、なるべくしてなっている人が結構います。認知症に近づく習慣を減らして、認知症を遠ざける習慣を増やしましょう。

「ながら歩き」で認知症を遠ざける

歩くことが何よりの薬。
認知症予防にも歩くことがいちばんだ。
予防効果をもっと高めるには、
頭を使いながら歩くこと。

認知症予備軍のMCIから抜け出す方法として、科学的根拠（エビデンス）があることが知られているのが、**「コグニサイズ」**です。

愛知県の国立長寿医療研究センターが開発した認知症の予防運動で、週に一度、約90分間、コグニサイズを中心とした認知症予防プログラムを1年間行ったところ、参加者たちの記憶力が向上し、画像診断では海馬の萎縮が改善していました。

この研究は医学論文として発表され、脳の認知機能が低下しかけていても特定の運動をすることで改善するということが、日本から世界中に発信されました。

このときに行われたコグニサイズの具体例は「100から3を引いていく計算をしながら歩く」や、「数人でしりとりをしながら、踏み台昇降をする」などでした。

カギは、体を動かすのと同時に頭も働かせるところにあります。

脳は一つのことを集中して行うのは得意ですが、違うことを同時にするのは苦手です。だからこそ、2つのことを同時に行う**「デュアルタスク」**がいい脳トレになるのです。

それともう一つ、私は「楽しい」ということもとても大事だと思います。楽しくなければば続きません。良い習慣も続かなければ意味がありません。

それに、どんなに脳に良いと言われることも、その人にとって苦手なこと、嫌いなことであればストレスになります。


そこで、私が提案するのが「**ながら歩き**」です。

川柳を詠みながら散歩をする「**川柳ウォーキング**」や、目にした数字を順に足していく「**計算ウォーキング**」、歌いながら歩く「**カラオケウォーキング**」など。

五七五の17文字からなる川柳は、俳句とは違って、季語もいらず、話し言葉で詠めるので、誰でも気軽に始めやすいでしょう。歩きながら目に入ったものを手がかりにすれば、題材に困ることもありません。

歩きながら川柳をつくったら、1句でも2句でも覚えておいて、家に帰ってノートに書き留めましょう。記憶を保持する練習になります。ちょっと自信がついてきたら、SNSで発表するのもいいですね。川柳作家になれるかもしれません。

私の患者さんのなかには、通り過ぎた車のナンバープレートをパッと見て、4つの数字を足し算する遊びをしながら散歩をしている方がいました。単に「100から3を引いていく」計算よりも遊び心があって楽しくできそうです。

計算が好きではない人は、「三文字の言葉」や「色の名前が入った曲名」など、自分でテーマを決めて、思いつく限り口に出しながら歩くのもいいですね。

私のように歌が好きな人は、歌いながら歩きましょう。音楽は不安をやわらげ、脳に心地良い刺激を与えてくれるもの。歌うだけでも心も頭もスッキリしますが、歩きながら歌えば一石二鳥です。「外ではちょっと……」という人は、家のなかで掃除機をかけるときなどに、歩きながら歌いましょう。

ほかにも、歩きながら景色を楽しむ、歩きながら会話を楽しむ、歩きながらしりとりをする、歩きながら踊る社交ダンスなど、いろいろ。お経を唱えながら歩く「歩行禅」や、右足、左足、右足……と一歩ずつ足裏の感覚を丁寧に味わいながら歩く「歩行瞑想」も、ながら歩きですね。自分なりのながら歩きを見つけて、楽しく続けましょう。

糖尿病の人は認知症になりやすい

糖尿病があると、認知症のリスクが倍に。
食後高血糖だけでも、認知症につながる。
逆に言えば、糖尿病・食後高血糖を遠ざければ
認知症リスクは半分減らせるということだ。

糖尿病の人はアルツハイマー型認知症にも脳血管性認知症にもなりやすい。
糖尿病の人は糖尿病のない人よりもおよそ2倍認知症になりやすい。

こうしたことがさまざまな研究からわかっています。

さらに注目すべきことに、九州大学による福岡県久山町（ひさやまちょう）での長期間の疫学研究では、糖尿病の人は、たとえ認知症の症状が出ていなくても、脳の海馬の萎縮が進んでいました。町内に住む高齢者の脳の容積を頭部ＭＲＩで測定したところ、萎縮している人の多くは糖尿病だったのです。

糖尿病の初期にはほぼ自覚症状がありません。ところが、痛くもかゆくもないからとほったらかしにしていると、病気が進行し、全身にさまざまな合併症を引き起こします。その合併症こそが、糖尿病の怖さだとよく言われます。

「網膜症、腎症、神経障害」が三大合併症として有名ですが、認知症も、糖尿病によって引き起こされる合併症の一つです。最近では「糖尿病性認知症」という言葉も使われるようになってきました。

糖尿病はどんな病気か簡単に説明すると、血糖値が高くなる病気です。

食べ物に含まれる「糖質」はブドウ糖にまで分解されて、小腸から吸収され、全身の細胞で利用されます。そのためには膵臓から分泌されるインスリンが必要ですが、その分泌が足りないか、効き目が悪いとブドウ糖をうまく細胞に取り込むことができません。その結果、血中に残ってしまいます。これが、高血糖の正体です。

すなわち、糖尿病とは「インスリンの効きが悪くなる状態」とも言えます。

血糖値が高い状態が続いたり、インスリンの効きが悪いためにインスリンが過剰に分泌される状態が続くと、血管が傷つけられて動脈硬化が進行し、脳内の血流も悪くなるので、脳血管性認知症につながります。

また、インスリンを分解する酵素と、アルツハイマー病の原因の一つと言われるアミロイドβを分解する酵素は同じです。インスリンの効きが悪くなり、インスリン分泌が増えると、酵素がインスリンの分解で手一杯になって、アミロイドβの分解がおろそかになるため、アルツハイマー型認知症が増えるのではないかと考えられています。

「なぜ認知症になるのか」もまだよくわかっていないので、「糖尿病があるとなぜ認知症になりやすいのか」もはっきりとわかっているわけではありません。でも、糖尿病の人が将来認知症になりやすいことは間違いないと思います。と言うのは、糖尿病の患者さんを長く診ていると、認知症になる方がたくさんいるからです。

さらに、糖尿病ではないけれど、実は食事のたびに血糖値が跳ね上がっている「食後高血糖＝血糖値スパイク」の人も、認知症になりやすいことがわかっています。こうした人は、すでにインスリンの効きが悪くなっているからです。

私も、たまたま朝食をとらずに血糖値を測ったときには90の正常値でしたが、コンビニで買ったおにぎりを2個食べた1時間後に測ると185もありました。2時間後は162で、200以下だったので、なんとか糖尿病ではありませんが、完全な予備軍です。

健診や人間ドックでは空腹時血糖値しか測らないので、食後高血糖は見逃されやすい。気づくには、かかりつけ医に頼んで食後に血糖値を測ってもらうといいでしょう。

糖尿病も食後高血糖も放置してはいけません。これらを遠ざけることが、認知症予防になります。

糖尿病と認知症を遠ざける食習慣と歩く習慣

糖尿病と食後高血糖の予防・治療は
薬の前に、何と言っても食事と運動。
「炭水化物を食べ過ぎない」と「1日6～8千歩程度歩く」の2本柱で
みるみる血糖値が下がる人たちをたくさん見てきた。

糖尿病の人は将来的に2倍認知症になりやすいということは、糖尿病にならなければリスクを半分に減らせるということです。こんなに効果の大きい薬はありません。

糖尿病と食後高血糖の予防・治療も、薬の前に食事と運動です。薬は最終手段と考えてください。薬を使えば血糖値は下がりますが、血糖値というのは下げ過ぎても良くありません。低血糖を繰り返すほど認知症になりやすいのです。

では、糖尿病と食後高血糖を遠ざける運動はというと、基本はやっぱり歩くこと。

糖尿病のリスクは、1日の歩数が1千歩増えると6％減少する、2千歩増えると12％減少するという研究結果も出ています。

では、歩けば歩くほどいいかというと、歩き過ぎると、ひざや腰など別の問題が出てきますから、1日6～8千歩くらいを目標にしましょう。

また、食後高血糖の人は、食後すぐに歩くことをおすすめします。食後は消化吸収のために血流が胃や腸に集まりますが、手足を使って歩くと、血流はそちらにも必要となるので、小腸からのブドウ糖の吸収が緩やかになるのです。

江戸時代の儒学者、貝原益軒（かいばらえきけん）は『養生訓（ようじょうくん）』のなかで「毎日、食後にはかならず庭のなかを数百歩しずかに歩くがよい」と説いています。

一方で、食事は何と言っても、ご飯、パン、めん類といった炭水化物と甘いものを食べ過ぎないことです。これらが血糖値を上げる原因ですから。

そもそも認知症には、脳がブドウ糖を欲する**「ブドウ糖依存症」**（長尾の造語です）という側面があります。お腹が空くと目の前にあるパンをかじる、夜中に炊飯器のなかのご飯をガーッと食べて、明け方見たら空になっている、なんてことがよくあるのです。

そうなる前に、**ブドウ糖依存症**から抜け出しておきましょう。

糖尿病や食後高血糖の人も、「何を食べるか」で食後の血糖値の上がり具合は変わります。白米、食パン、うどん、キャンディー、缶コーラ、缶コーヒー、ドーナツ、フレンチフライなど、糖質が多く血糖値を上げやすい食品を多くとると、当然、食後の高血糖を招きます。

血糖値を上げにくいのは、キノコ類、海藻、大豆、魚、玄米ご飯、オクラ、モロヘイヤ、長イモなど、食物繊維を多く含む食品です。

血糖値を上げやすい食品は手軽に食べられるものが多いので、いわゆるファーストフードに偏りがちな人は要注意。私も、朝から晩まで診療で時間のなかった頃には、3食ファーストフードの日もよくありました。これからは気をつけようと思います。

それから、「何から食べるか」という食べる順番も大事で、「ご飯は最後」が鉄則です。**「野菜やキノコ、海藻→魚や肉、おかず→ご飯」の順を意識**してください。同じものを食べても、食べる順番によって血糖値の上がり方は大きく変わります。

貝原益軒は『養生訓』で、ご飯を食べ過ぎることの弊害にも触れています。

「飯はよく人を養うが、またよく人を害するものである。だから飯はとくにたくさん食べてはいけない。いつもちょうどよい分量を定めておくことである。（中略）ほかの食物の過ぎたのよりも、飯の過ぎたほうが消化が悪く大害がある」

さらには、人にもてなしてもらってたくさんの御馳走が出たときには「飯をふだんの半分にして、副食の御馳走を少しずつ食べるがよい」とも書いています。300年も前に書かれたものですが、現代の医学から見ても、まさに理にかなったアドバイスです。

プチ断食で細胞のお掃除を

日本人がノーベル賞を受賞した「オートファジー」は
アンチエイジングの王道だ。
空腹でオートファジーを働かせ
細胞内の掃除をしよう!

ご飯の前に「お腹が空いた」という感覚を味わっていますか？

少し前から空腹の時間をつくることの健康効果を謳った本が何冊も出て、ベストセラーにもなっています。「ほんまかいな」と眉唾に感じている人もいるかもしれませんが、空腹力は本物です。

私も、認知症予備軍の方たちによくファスティングをすすめています。

ファスティングとは、断食のこと。といっても、1日中飲まず食わずのファスティングではなく、おすすめは**「12時間ファスティング」**です。

例えば、朝7時に朝食を食べたら、次の食事は夜7時に食べる。その間は、水やお茶、コーヒーなどの飲み物はとってもらって構いませんが、ご飯は食べない。つまり、昼食を抜いて、朝食から夕食まで、夕食から朝食までの間に12時間の空腹時間を確保するという方法です。

なぜ、空腹がいいのかというと、細胞内で**「オートファジー」**が働くから。

オートファジーは、エアコンの自動掃除機能のようなものと言えばイメージしやすいでしょうか。エアコンは使っているうちにだんだんホコリがたまっていきます。自動掃除機能がついているエアコンは、フィルターについたホコリを自動で掃除してくれるので、長く快適に使えるそうです。

同じように、私たちの体を構成している細胞のなかにも、だんだんゴミがたまっていきます。そのゴミを分解して、必要なものにつくり替えてくれるのが、オートファジーという仕組みです。細胞内がゴミ屋敷にならないように、せっせとゴミを処理して、きれいな部屋のまま保ってくれる、そんな働きが私たちの体にはもともと備わっているのです。

このオートファジー研究の第一人者で、その仕組みを解明した、東京工業大学名誉教授の大隅良典（おおすみよしのり）先生は、２０１６年にノーベル生理学・医学賞を受賞しています。

オートファジーという細胞の自動掃除機能は毎日少しずつ起こっていますが、特に空腹時に盛んに働きます。だから、空腹の時間をもつことが大事なのです。

私は、オートファジーを活かすことはアンチエイジングの要だと思います。つまり、食べ過ぎないことですね。

昔から病気の治療法や養生術として断食療法があるのは、昔の人は経験則として空腹の時間をもつことが健康に良いと知っていたのでしょう。それが、オートファジーという仕組みとして、科学的に証明されたわけです。

現代の日本人には、空腹の時間がありません。お腹が空っぽになる時間がないのです。例えば、朝9時に胃カメラをするときには「前の晩の9時までに夕食を済ませてくださいね。9時以降は何も食べないで来てください」と伝えます。そしてちゃんと約束を守って来てくれるのですが、胃カメラで覗くと、前の晩の7時か8時に食べたものがまだ胃袋に残っていることがあります。

だから、私たちは思っている以上に、空腹にはなっていません。

1週間に1日でもいいから、12時間ファスティングで空腹の時間を意識的に確保するくらいがちょうどいいのです。

昼食抜きはムリという人は、まず、おやつを控えましょう。3時におやつを食べて、6時か7時に夕食を食べれば、空腹どころではありません。逆流性食道炎の原因にもなります。少なくとも、夕食前の3時間は食べ物を胃のなかに入れないようにしましょう。

薬でアセチルコリンを増やすより、食事でコリンを

薬に頼る前に
神経伝達物質のアセチルコリンの材料「コリン」を
多く含む食品を食べよう。
卵、納豆は毎日食べてほしい。

認知症の原因仮説の一つに、アセチルコリンの減少説がありました。認知症の人の脳内では神経伝達物質のアセチルコリンが減少していて、そのために記憶障害などの症状を引き起こしているのではないか、という仮説です。

そのため、これまで認知症の治療にはアセチルコリンを増やす薬が使われていましたが、実は、アセチルコリンの原料である「コリン」は食品からも摂取することができます。コリンを多く含む食品を意識的にとることで、アルツハイマー型認知症を予防できる可能性があるのです。

コリンを多く含む食品は、卵、大豆、納豆、ピーナッツ、ヒマワリの種、レバー、ニシン、小麦胚芽など。

このなかで、卵については「毎日食べてええの?」と気になった方もいるでしょう。卵といえば、コレステロールを多く含むことでも知られています。コレステロール値を気にして、ほぼ食べないようにしている人も多いのではないでしょうか。

でも大丈夫です。1日に卵1個ならコレステロール値に影響しません。コレステロール値が上がるのが怖いからといって、まったく卵を食べないほうがずっと損をすると私は思います。

ただ、毎日2個も3個も食べていいのかと聞かれると、最近、答えが変わりました。食事でとったコレステロールはすべて吸収されるわけではなく、その吸収率には個人差があります。また、コレステロールは体内でもつくられていて、食事からとるコレステロールよりも体内でつくられるほうがずっと多いのです。かつ、食事でコレステロールを多くとれば、体内でつくる量は少なくなるなど、トータルの量を一定に保つよう、調節されています。だから今までのように神経質になる必要はありません。

最近は「卵は2個でも3個でも食べていいですよ」というふうに健康常識が大きく変わってきました。健康な人なら、卵を1日2、3個食べても問題はない、と思います。

さて、コリンの話に戻りましょう。

納豆や枝豆などの大豆食品も手軽に食べやすくておすすめです。特に納豆は、メナキノン－7、ビタミンPQQ（ピロロキノリンキノン）、ムチン、ポリグルタミン酸、レシチン、サポニン、納豆キナーゼなど、ほかの食品ではとりにくい重要な栄養素をたくさん含んでいる、優れた健康長寿食です。

メナキノン－7はビタミンK2の一種で、骨粗しょう症を予防します。納豆キナーゼは血液をサラサラにして脳梗塞や心筋梗塞を予防することが知られていますが、それだけではなく、アルツハイマー型認知症の予防効果も確認されています。

また、レシチンにはコリンが含まれているので、アセチルコリンの材料になります。そのため、認知症予防に期待できるほか、余分なコレステロールが血管壁にたまるのを防いで動脈硬化を予防する、細胞膜を活性化する、脂溶性ビタミン（ビタミンA、ビタミンD、ビタミンE、ビタミンK）の吸収を助けるといった作用もあります。

100歳を超えてもなお患者さんの診療を続けておられた、聖路加国際病院の日野原重明（ひのはらしげあき）先生も、長年、顆粒状のレシチンを牛乳入りのコーヒーに入れて飲むのが毎朝の日課だったそうです。そう知ると、ますます期待がもてますね。

アセチルコリンを増やす薬に頼るより、アセチルコリンの材料であるコリン、レシチンを食事でとりましょう。

和食をベースに、ときどき肉

「肉を食べなさい」と言うけれど
肉ばかり食べていたら、病気になる。
和食を基本に発酵食品、食物繊維をしっかりとって
よく歩いていいウンコを出そう。

最近、健康本や雑誌の記事、テレビの健康番組などで「たんぱく質をとりなさい」「肉を食べなさい」という主張が増えています。

食が細くなって、手軽に食べられるパンやお茶漬けなどで済ませてしまう人にとっては「もっと肉を食べましょう」「たんぱく質をとりましょう」は正しいこと。でも、なかには高齢になっても肉ばかり食べている人もいます。そういう人がこれ幸いと、「おエライ先生が言うのやから、もっと！」と思ってしまわないか、心配です。

肉ばかり食べていると、増える病気があります。

その代表格が、大腸がんです。肉を食べ過ぎると、腸内で悪玉菌が増えて、発がん物質や発がん促進物質がつくられ、大腸がんになりやすいのです。

市立芦屋病院の内科に勤めていた頃、裕福な地域の人に大腸がんが多いことを感じていました。肉を食べ過ぎていたのだと思います。

1日1回、昼食か夕食に肉を食べる程度なら、まったく問題ありません。でも、毎食とも肉となると、やっぱり食べ過ぎです。

食事の偏りを知る良い方法があります。それは、ウンコの状態を観察すること。

ウンコの状態を観察することで腸内細菌叢の状態をおおよそ推測できます。

下痢状の便は、腸内細菌の数の減少です。

真っ黒な、コールタールのような便は腸内の善玉菌が減っています。

とても臭い便は、悪玉菌が増えて腸内環境が悪化していることを示します。ちなみにオナラが臭いのも同じことです。

こうしてウンコをよく観察することで、腸内環境の良し悪しを大体知ることができます。腸内環境が悪化するとは、①善玉菌の減少、②悪玉菌の増加、③腸内細菌数・種類の減少、のどれかなのです。

実は、いいウンコを出すことは認知症予防にもなります。驚きでしょうか。

毎日ちゃんといいウンコが出る人ほど、認知症になりにくい――。これは、国立がん研究センターが行った4万人超の人を対象にした研究でわかったことです。

1日1回排便がある人に比べて、週3回未満の人は男性で1・8倍、女性で1・3倍認知症になりやすい。

便の硬さが「普通」と回答した人に比べて、「硬い便」の人は男性で1・3倍、女性で

1・2倍、「特に硬い便」の人は男性で2・2倍、女性で1・8倍認知症になりやすい。

このように、**男女ともに排便回数が少なくて、硬い便の人のほうが認知症になりやすい傾向が見られたのです。**


では、腸内環境を良くしていいウンコを出すにはどうしたらいいのかというと、やっぱり和食です。日本人の腸内細菌には、昔から食べてきた和食が合っています。

日本の伝統的な発酵食品である、みそ、納豆、しょう油、漬け物などは、乳酸菌や酵母菌、麹菌などを含み、腸内細菌叢のバランスを改善します。それから、食物繊維も欠かせません。食物繊維は、玄米などの穀類や大豆やインゲン豆などの豆類、ゴボウなどの根菜類、キャベツや大根、ブロッコリーなどの野菜類、昆布やワカメなどの海藻類に豊富です。太くて長いウンコが出ます。

肉は1日1回にして、魚や、豆腐や納豆、豆類などからしっかりたんぱく質をとり、和食を基本とした食生活にする。当たり前ですが、結局はこれがいちばんなのです。

ボケ予防は転倒予防から

「ただちょっと転んだだけやったのに……」
転倒から骨折↓入院・手術↓寝たきり・認知症となった人を
たくさん見てきた。
転ばぬ先の杖となるのは、日々の歩行習慣だ。

「ボケ予防は転倒予防から」

講演でも、診察室で患者さんにも、ずっと言い続けてきたことです。

通院ができなくなり、在宅医療に紹介されてくる人のなかには「転倒をきっかけに骨折して入院したら、寝たきりになった」人が実に多いのです。

80歳を過ぎた人が1ヵ月も入院すれば、多くの人が歩行障害になります。早い人では、1週間か、ほんの3～4日入院しただけでも歩けなくなることがあります。

そうすると、脳への刺激も少なくなるので、認知機能も一気に悪化します。

高齢になると、転倒も骨折もしやすくなります。年を取るということは、筋肉量が落ちるということ。そして、知らず知らずのうちに骨もスカスカになっていきます。つまり、骨粗しょう症です。

ひどい骨粗しょう症があれば、転ばなくても骨が折れることもあります。くしゃみや咳をしただけで、あばら骨が折れたり、立ち上がっただけで背骨がクシャッと崩れることも。

そんな些細なきっかけから**「入院・手術→寝たきり・認知症」**と移っていくこともあるのです。

認知症の入り口にもなる転倒を防ぐには、何より、日々の歩く習慣です。骨粗しょう症と診断されると、ビスホスホネート製剤をはじめとした、さまざまな骨粗しょう症薬が使われます。でも、何より大事なのは、歩くこと。

特におすすめは、**「脊椎ストレッチウォーキング」**です。

脊椎、つまりは背骨をスッと伸ばして歩きます。背筋をうんと伸ばすと、1、2㎝身長が伸びたような気がします。

私は以前に、専門家の方からこの歩き方の指導を受けたことがあります。

頭頂部からヒモで引っ張られているような感覚で背筋をスッと伸ばして少し胸を張る。

下腹は、下からもち上げるように少し引き締める。

歩幅はやや大きく、つま先ではなく、かかとから着地するイメージで。

そして、ひじを意識して後ろに引く。

つまり、背筋は伸ばして胸を張り、少し腰をひねりながら歩くのです。

「歩いてくださいね」と伝えると、「毎日、自転車に乗っているので大丈夫」と言う人もなかにはいます。でも、歩くことと自転車はまったく違います。一歩一歩、かかとから着地するときに適度な負荷がかかることがポイントなのです。

一方で「走ります！」と言う人もいますが、ひざや心臓への負荷が大きくなり過ぎて、40代以降の人にはおすすめできません。

スポーツジムのランニングマシンで歩くのはどうかというと、できれば屋外を歩いてほしいと思います。外を歩いていると、風が吹いたり、人とすれ違ってよけたりしますよね。それがいいのです。転倒予防には、バランス力も大事。マシンの上を単調に歩くよりも、外を歩いたほうが自然に鍛えられます。

みなさんは最近、身長は測りましたか？　体重は測っても身長を測る機会はあまりないのではないでしょうか。若い頃よりも2㎝以上身長が低くなっていたら、要注意。脊椎が圧迫骨折しかけているかもしれません。骨密度が下がっているサインです。脊椎ストレッチウォーキングで、転ばない体を取り戻しましょう。

認知症の遺伝子検査は受けなくていい

認知症になりやすい遺伝子がある。
そう聞くと、「自分はどうか」と知りたくなる。
でも遺伝子ですべてが決まるわけではない。
知ってしまったストレスの害のほうが大きいのでは。

ここまでは認知症を遠ざける生活習慣について紹介してきましたが、遺伝的に認知症になりやすい人はいるのかというと、実は、います。多くの病気がそうであるように、認知症になるかどうかは遺伝的な要因もやっぱりあるのです。

すべてがわかっているわけではありませんが、アルツハイマー病の原因候補の一つであるアミロイドβの蓄積にかかわっているのが「ＡＰＯＥ（アポイー）遺伝子」という遺伝子です。

ＡＰＯＥ遺伝子は、２・３・４という３つのタイプがあり、２つ１組で構成されているので、６つのパターンがあります。このうち「ＡＰＯＥ４」をもつ人はアルツハイマー病のリスクが高いことが知られていて、ＡＰＯＥ４を１つもつ人は約3倍、２つもつ人は約12倍リスクが上がると言われています。

ちなみに、新薬のレケンビは、このＡＰＯＥ４遺伝子をもつ人には副作用が多く、リスクが大きいことがわかっています。

自分のＡＰＯＥ遺伝子のタイプは、血液検査で調べることが可能です。保険は利かず、自費診療になりますので、医療機関によって金額は違いますが、おおよそ1〜2万円で検査を行っているところが多いようです。

採血だけでわかるので、比較的簡単に調べることができますが、私はおすすめしません。検査を受けて、「あなたは遺伝的に12倍認知症になりやすいですよ」と言われたら、ノイローゼになってしまいそうになりませんか？

この検査はあくまでも確率であって、たとえAPOE4遺伝子を2つもっていようと、確実に認知症になるわけではありません。それなのに、「自分は他人よりもボケやすいんや……」とわかった途端、自暴自棄になって、かえって健康を害するかもしれません。

なおかつ、検査の精度は決してそう高くありません。

病気にかかわる遺伝子といえば、乳がんや卵巣がんにかかわる「BRCA遺伝子」が有名です。この遺伝子に変異がある場合、乳がんや卵巣がんの発症リスクが上がるため、ハリウッド女優のアンジェリーナ・ジョリーさんは、将来のがんを予防するために両側の乳房と卵巣、卵管を切除しました。今から10年ほど前のことで、かなり話題になり、今では日本でも予防的手術が行われるようになっています。

このBRCA遺伝子検査についても、受けるべきかどうか、意見が分かれるところですが、認知症のAPOE遺伝子検査はBRCA遺伝子検査よりもさらに精度の落ちる検査です。まだ占いレベルの検査だと思ってください。

そもそも遺伝子ですべてが決まるわけではありません。日々の行動の積み重ねで未来は大きく変わります。遺伝子は設計図に過ぎず、その後のライフスタイルや心のもち方で変えることができるのです。

それなのに、占いレベルの検査の結果にショックを受けて、大きなストレスを抱え込んだら、かえってボケてしまうんじゃないか。そんな気さえします。

だから、私自身も一度も受けたことはありませんし、患者さんにすすめたこともなければ、クリニックで取り入れてもいませんでした。

遺伝的に認知症になりやすいかどうかを気にかけるより、認知症を遠ざける生活を心がけるほうが前向きで、よっぽど有用だと思います。

80歳を超えたらがん検診も人間ドックも受けない

がん検診や人間ドックにもメリットとデメリットがある。
平均寿命を無事に超えたら
体のあら探しをしないほうが
ストレスフリーで幸せやないか。

年齢で区切ると「年齢差別や！」と怒られそうですが、80歳以上になれば、がん検診も人間ドックも健康診断も不要でしょう。

90歳を超えた方から「長尾クリニックの人間ドックを受けたい」と言われることも多々ありましたが、「もうええんやないですか？」とやんわりお断りしていました。

80歳以上の人が人間ドックで詳しく体を調べれば、健康に自信がある人でも、病気の一つや二つは見つかるでしょう。

ＭＲＩを撮れば小さな隠れ脳梗塞が見つかるかもしれませんし、大腸の内視鏡検査を受ければポリープが見つかるかもしれません。小さな脳梗塞も小さなポリープも症状がなければ経過観察でいいのですが、「脳梗塞がある」「ポリープがある」と言われれば気になりますよね。なかには眠れなくなる方もいます。知らないうちは平和に共存できていたものが、途端に、ストレスの元に変わるのです。

自分のクリニックでは、大腸の内視鏡検査は80歳以上はしないと決めていました。「受けたい」とおっしゃる方も結構いて、「なんでダメなんですか？」と聞かれます。

「前処置で腸を空にせなあかんから、2リットルの下剤を飲んでもらわなあかんよ。それで死ぬ人、結構おるからね」

そう伝えると、みなさん「やめておきます」とおっしゃいます。

大腸の内視鏡検査は何のための検査かといえば、早期の大腸がんや、がんになる可能性のあるポリープを見つけるためです。確かに、がんは早期に見つかったもののほうが、治療で完治できる可能性が高くなります。

でも、高齢になって、あちこちの臓器の働きが落ちてきているなかで、積極的な治療を行うことのメリットとデメリットを考えなければなりません。

また、そもそもがんは認知症に比べると若い世代がなる病気です。60代、70代といったがん年齢を無事に通過できたなら、がん検診はメリットよりもデメリットのほうが大きいと思います。

80歳を過ぎてからがんになる人もいますが、若い人のがんに比べてゆっくりしか進行しません。

今、日本人の平均寿命は男性が81歳、女性が87歳です。

がんが進行して体に影響を与えるようになるよりも、自然な寿命を迎えるタイミングのほうが早いのではないでしょうか。

90歳以上で亡くなった方の剖検（病理解剖）をすると、1割以上の方に小さな甲状腺がんや前立腺がんが見つかるそうです。これらのがんは、ゆっくりと進行し、寿命にほとんど影響を与えない**「天寿がん」**です。

体のなかでひっそりと存在している天寿がんを、わざわざ探し出して治療を受けることの意味がどれほどあるのか……。

人間ドックや健康診断で見つかる病気にしても、特に困った症状も出ていない病気をわざわざ掘り起こす必要性はあるのか。病名がつけば、薬が出され、多剤投与にもつながりかねません。

私はこれまで「薬のやめどき」について本や講演、連載記事などでしきりに伝えてきましたが、がん検診や人間ドック、健康診断にもやめどきがあります。個人差はありますが、少なくとも平均寿命を無事に超えた方は、もうがん検診や人間ドック、健康診断で〝あら探し〟をしないほうが、余計なストレスを抱え込まなくて済むのでお得だと思います。

医者を選ぶ

かかりつけ医をもっていますか？
高齢者と呼ばれる年代にさしかかったら
よきアドバイザーとなるかかりつけ医を近くに見つけよう。
往診もしてくれる町医者であればより安心。

がん検診や人間ドックでくまなく体を調べるよりも、ちょっと症状が出てきたときに気軽に相談できるかかりつけ医をもってほしいと思います。

その際、医者選びが大事です。

日本の医療はフリーアクセス。すなわち、患者さん側が選び放題です。日本で暮らしているとあまりにも当たり前で気に留めることもないかもしれませんが、非常に恵まれたことなのです。

例えばイギリスでは、どんな症状でもまずは地域の〝家庭医＝かかりつけ医〟を受診する必要があります。かかりつけ医からの紹介でなければ、ほかの専門医を受診することはできません。しかも「この地域のかかりつけ医はこの先生」と決まっているので、自分で選ぶことはできません。

だから、医者を選び放題の日本は、実はものすごく幸せな国なのです。

ドクターショッピングは良くないと言われますが、かかりつけ医を見つけるためのドクターショッピングはむしろ不可欠だと私は思います。

では、どんな医者を選べばいいのでしょうか。

なるべく薬を使わないで、生活のアドバイスをしてくれる医者を選んでほしい。ある程度の年齢になれば、腰が痛い、首が痛い、めまいがする、血圧が高くなった、寝つきが悪い、夜中に目が覚める……など、ちょっとした不調や気になることがいろいろ出てきます。そうしたことを相談したときに、薬を出してハイ終わりではなく、食事や運動などのアドバイスをしてくれる医者を探してほしいのです。

私がかかりつけ医として診ていた患者さんのなかには、お薬はゼロの方もたくさんいました。認知症の方でも、月に1回お子さんに付き添われてクリニックに来て、お話だけして帰っていかれる方も珍しくありませんでした。

そのときに、本人抜きにしてご家族の話だけ聞いて診療を終える医者もいますが、それでは本人のプライドが傷つきます。「私が主役なのに、なんで?」と思うのは当たり前でしょう。だから、ご家族だけではなく本人の話もちゃんと聞いて、信頼関係を築ける医者を探してほしいと思いますが、そう多くはないかもしれません。

それから、近さもやっぱり大事です。遠くの名医より、近くの親切なかかりつけ医。

徒歩でも自転車でも車でもいいので、20〜30分で行ける範囲で見つけてください。遠いと、やがて自分が通院できなくなったときに往診には来てくれません。

いくつになっても自分の家で暮らしたいと思っている方は、元気なうちに、外来診療だけではなく往診もしてくれるかかりつけ医を見つけておきましょう。

「在宅医療をします」と掲げていなくても、かかりつけの患者さんが困ったときには往診する〝隠れ在宅医〟は結構います。そういう先生は、外来診療の合間に往診をしているので、たくさんの患者さんを在宅で診ることはできません。馴染みの患者さんにだけ携帯電話の番号を教えて、ひっそりと往診や訪問診療を行っています。

元気なうちに、風邪などで何度かかかって、ちょっと無駄話もしてみて、ウマが合うか、ちゃんと話を聞いてくれるか、薬だけではなく生活のアドバイスをしてくれるかを確認して、「この先生ええな」と思ったら、「困ったときには往診もしてくれますか？」と聞いてください。

よきアドバイザーになってくれて、いざというときにはすぐに電話がつながり、往診にも来てくれるかかりつけ医がいると、老後はとても心強いです。

予防の第一歩はマスクを外すこと

そのマスク、疲れませんか？
マスク疲れの裏では、口のなかで細菌が増え、
脳は酸素不足に陥っている。
もういい加減、マスクから卒業しよう。

講演やライブで全国いろいろなところにお邪魔していると、地域によってマスク人口に差があることに気づきます。新型コロナが5類になって随分経っても、まだまだマスクをつけている人が多い地域もあるようです。

人間は、口や鼻から呼吸をして、肺に酸素を取り入れて生きています。それなのにマスクで口元を覆えば、酸素の巡りが悪くなり、酸欠になります。そして、酸素が欠乏したときにいちばん影響を受ける臓器が脳です。

脳は、酸素が10〜15分欠乏しただけで死んでしまいます。心肺停止状態から人工呼吸でなんとか心拍は再開しても、低酸素脳症と言って、脳は回復しない人がいます。それほど脳はデリケートで酸欠に弱い臓器です。

だから、脳の健康を保つには、マスクは外さなければいけません。

マスクをずっとつけているときに頭痛がするのは、口の周りの筋肉を使わないことによる筋肉の緊張のほか、軽い酸欠状態になっていることも要因なのです。

そしてもう一つ、マスクの弊害として感じているのが、口腔ケアがおろそかになりやすいこと。

コロナ禍の3年間は「歯医者さんに行くと感染するんじゃないか」と恐れて歯科の通院を控える高齢者が多かったと聞きます。それに、マスクをしていれば口のなかは見えないので、口のなかのケアに無頓着になった人も少なくなかったようで、「口のなかが汚い人が増えている」と多くの歯医者さんが指摘しています。

いまだにどこに行っても入り口にはアルコール消毒液が置かれていますが、一生懸命手指の消毒をしている一方で、口のなかは雑菌だらけです。1㎎の歯のなかには億単位の細菌が潜んでいます。舌の表面についた舌苔も、正体は細菌のかたまりです。しかも、マスクをしていると、息苦しさから口呼吸になりやすく、口のなかが乾燥して細菌が増えやすい。マスクの内側で細菌を繁殖させているようなものなのです。

それらはほったらかしにしておいて、多くの人が手ばかり一生懸命洗って消毒している様子を見て、不思議やなぁと感じていました。

口のなかの細菌が出す酵素のなかには、ウイルスの侵入や増殖を手助けするものもあります。また、ウイルスは口のなかからも入ってきますが、口のなかが汚いと免疫力が低下して、感染しやすくなります。

だから、口のなかをきれいにしておくことこそ、実は感染予防に不可欠なのです。

それだけではありません。口腔ケアは、認知症予防にもなります。

歯周病菌が増えると、歯ぐきから歯周病菌が血管のなかに入り込んで脳まで流れ着き、小さな脳出血を引き起こして脳血管性認知症につながったり、慢性的な炎症を起こしてアルツハイマー型認知症を進行させたりすることが知られています。

最近では、**歯周病菌がアミロイドβの蓄積に直接かかわっている可能性**まで指摘されています。九州大学の研究で、歯周病菌を全身に投与された中年マウスは、脳の外でつくられたアミロイドβが脳内に取り込まれて蓄積され、記憶障害を起こすことが判明したのです。

以前から歯周病と認知症の関係は知られていましたが、その関係性の深さがますます明らかになってきています。

口のなかをきれいに保つことは、認知症を遠ざけるために欠かせない習慣です。その第一歩がマスクを外すことだと思います。

歯医者に通ってオーラルフレイルを防ぐ

噛むことで、脳は活性化する。
いくつになっても〝噛める口〟を保つために
そして認知症を防ぐためにも
歯を守ってくれる親切な歯医者さんに通おう。

マスク生活を続けていたら、オーラルフレイルも進みます。

フレイルは、介護が必要になる手前の段階のことで、虚弱な状態を指します。イメージとしては、足腰が衰えてヨボヨボしてくる感じです。

フレイルは広く知られてきましたが、お口のフレイルである「オーラルフレイル」は医者の間でもあまり知られていません。というよりも、口のなかの状態を気にしていない医者がほとんどでしょう。

足腰のフレイルもとても大事ですが、オーラルフレイルはもっと大事です。

なぜなら、オーラルフレイルが進むと、誤嚥性肺炎を起こしやすく、認知症にもなりやすいから。

コロナ禍で肺炎が注目されましたが、高齢者の肺炎の9割は誤嚥性肺炎です。

「誤嚥」とは、飲み込んだものが誤って気管に入ること。誤嚥性肺炎と聞くと、食事中に起こるものと思うかもしれません。ですが、実際は食事中に食べ物を誤嚥しても、肺炎にまではほとんど至りません。

誤嚥性肺炎がよく起こるのは、夜寝ている間です。

寝ている間に、唾液が静かに喉の奥に垂れ落ち、唾液に含まれていた細菌が肺に落ちてしまうことがあります。起きていれば、ゴボゴボと咳払いをして気管から出せますが、寝ているときには咳ができずにそのまま肺に入っていきます。そうして、気づかないうちに細菌が肺に入っていき、肺炎を起こすのです。

防ぐには、**寝る前の口腔ケアとともに、ふだんから口のなかを清潔に保って歯垢をためたまま寝ないことが第一です。**

また、お口の機能が衰えると、噛めない食べ物が増えていきます。この「噛む」こともとても大事。噛むという動作は、脳を刺激します。よく噛むと脳の血流が増加し、脳の代謝が活発になるのです。

「よく噛んで食べましょう」と、昔から言われますよね。早食い防止やメタボ防止だけではなく、よく噛んで食べることは認知症予防にもなります。

さらに、残っている歯の本数が多い人のほうが認知症になりにくく、歯が少ない人ほど認知症になりやすいことも知られています。ただ、自前の歯が少なくても、入れ歯などで噛み合わせが回復している人は、入れ歯などを使っていない人よりも認知症になりにくいことも報告されています。だから、たとえ自前の歯を失っても、噛むことをあきらめてはいけません。

私は、診察のときには患者さんの口のなかも診るようにしていました。そのときにチェックするのが、口のなかや舌の表面が乾燥していないかどうか。適度な湿り気があるのが正常で、乾燥しているということは何か問題があるということです。雑菌が増えやすく、誤嚥性肺炎も起こしやすい。

東洋医学では、舌の状態は身体の状態を映し出す鏡として、必ず舌診が行われます。

いずれにしても、口腔ケアの専門家は歯医者さんです。歯医者さんには定期的に通ってほしいと思います。薬をもらいに医者通いをするよりも、定期的に歯医者さんに通ってお口の掃除をしてもらうほうが大事です。なるべく歯を抜かずに治療して、口腔ケアをしてくれる親切な歯医者さんを探してください。かかりつけ医だけではなく、かかりつけの歯医者さんをもちましょう。

安易に入院しない、安易に救急車を呼ばない

超高齢者の入院はリスクと隣り合わせ。
入院生活で認知症がつくられたり
足腰が弱って寝たきりになることもある。
入院や救急車に頼る前に、本当に必要か考えよう。

薬が原因で認知症になる〝薬害認知症〟を避けよう、と3章で伝えましたが、それだけではなく、入院によってつくられる〝**入院認知症**〟もあります。

医学用語では「**入院関連機能障害**」といって、高齢の場合、入院をきっかけに認知機能や身体機能が低下することはよくあるのです。

「え？」と思いませんか？「何のための入院なん？」と。

それまで家で普通に生活できていた人が、入院したばかりに、認知機能が落ちて会話がままならなくなったり、食べられなくなったり、床ずれができたり、歩けなくなって寝たきりになったり。

入院のきっかけで多いのは、熱が出たとか、転んで骨折したといったことです。本人もご家族も、熱が下がったら、骨折が治ったら、また元の生活に戻れると思って入院するわけですが、熱や骨折は治ったけれど……ということがよくあるのです。結果、家に帰れなくなって施設に入居することになる、あるいは、入院したばかりにご家族と永遠のお別れになることもあります。

なぜそうしたことが起こるのでしょうか。

それは、入院中の生活に問題があります。

まず、お年寄りにとっては環境が変わること自体、大きなストレスです。なおかつ、入院中はベッドに横になってじっとしている時間が長い。そうすると、ほんの1週間で足腰が衰え、歩けなくなります。

それだけではなく、会話も減ればテレビなども自由に見られず、脳への刺激も減るので、認知症の傾向のあった人は一気に加速し、もともとはしっかりしていた人でも新たに認知症を発症することがあります。

あるいは**「夜間せん妄」**を起こして、夜中になると幻覚が出たり、人が変わったように落ち着かなくなったりすることも珍しくありません。そうすると、「安全を確保するため」という名目で手足をベッドに縛り付けられたり、強い睡眠薬で眠らされたりします。

そうこうするうちに、元気がなくなり、全身状態が悪くなり、酸素や点滴、尿、栄養の管が入ったりして、どんどん入院前の状態とはかけ離れていくのです。

高齢になればなるほど、こうしたリスクが高まります。だから、平均寿命を過ぎた人は、安易に入院したり、安易に救急車を呼んだりすることは少し考えたほうがいい。

ただ、「安易に」の判断は難しいもの。だからこそ、いざというときにすぐに電話をでき、性格も生活状況も全身状態も踏まえた上で相談に乗ってくれる、かかりつけ医をもっておいてほしいのです。

入院するかどうかが、一種の賭けになるときがあります。

いちばん悩ましいのは、超高齢者の大腿骨頸部骨折です。

入院治療で骨折は治っても、入院生活で全身状態が悪化して自宅に戻れないことは多々あります。一方で、入院がうまくいくケースもあります。だから、どういう目的で入院をするのか、入院にはどんなリスクがあるのか、入院しない場合、どんなリスクがあるのかをしっかり話し合ってから入院するかどうかを決めてほしい。


高齢者の入院や119番通報は、よっぽど緊急の場合は除いて、どんな医療を受けたいのかという人生会議（相談）を経てから行ったほうがいいと思います。『119番と平穏死〜「理想の最期」を家族と叶える』（大和書房）という拙書を参考にしてください。

マスコミ報道に一喜一憂しない

ワイドショーがコロナ一色だった頃、家に閉じこもり、
かえって体調も認知機能も悪化させている人がたくさんいた。
テレビが真実を伝えるとは限らない。
そう学んだ3年間だった。

どのチャンネルもワイドショーはコロナの話題ばかりで、ニュース速報で新規感染者数や死亡者数が知らされる毎日。テロップで「今日は●人感染しました」「●人死にました」と出るのを毎日毎日見ていれば、自ずと過度な不安に駆られます。

コロナ報道ばかりを繰り返すマスメディアを横目に、「日本全国で毎日何人死んでるのか、知ってるんやろか」「がんで死ぬ人が毎日何人いるのか、知ってるんやろか」と不思議に思っていました。

あの頃は、緊急事態宣言という政府のおどろおどろしい政策とともに、テレビを中心としたマスメディアが恐怖や不安を煽っていました。特に高齢者はテレビの情報を信じきっている人が多いので、ワイドショーを見ては「こわぁ！」と縮こまり、家に閉じこもってストレスをため込んでいたように感じます。

過度なストレスは、認知機能を低下させます。

ストレスが過剰な状態が続くと、脳が疲れて、脳内での情報処理や情報伝達が上手くできなくなります。この状態を、九州大学名誉教授の藤野武彦（ふじのたけひこ）先生は「**脳疲労**」と呼んでいます。

脳疲労を起こすと、まず出てくる症状が、睡眠障害と便秘、食事がおいしく感じられなくなること。ストレスで眠れなくなる、便通が悪くなる、食が細くなるといったことは誰しも経験があるでしょう。

この段階でストレスをうまく解消できればいいのですが、解消できないまま、ストレス状態が続いて脳疲労がひどくなると、認知機能が落ちていく人がいます。

だから、認知症を防ぐには、ストレスによる脳疲労を解消することが重要です。藤野先生は、自分が好きなことでかつ健康に良いこと、自分にとって心地良いことを一つでもいいから始めてほしい、と言います。

コロナ禍でそうだったように、テレビは不安を煽る番組づくりをしがちです。テレビの情報に一喜一憂して、振り回されないこと。忘れてはいけない教訓です。

コロナ禍のメディアと言えば、ワクチンに対する報道も異様でした。「打て打てどんどん」の偏向報道。ワクチン接種後に重篤な副反応に悩まされたり、亡くなったりした人のことはほとんど報道されません。

新型コロナのメッセンジャーRNAワクチンの開発に貢献したという理由で、ハンガリー出身の研究者カタリン・カリコさんらがノーベル生理学・医学賞を受賞しましたが、私は、もっと長い目で評価する必要があると思います。

そもそも、メッセンジャーRNA技術はワクチンには向かないことがわかりました。このことは、多くの専門家がハッキリ断言しています。

けれども、メッセンジャーRNA技術を使えばすべてのワクチンを安く簡単につくることができ、製薬企業は大儲けすることができます。そのため、インフルエンザやヘルペス、肺炎球菌といったワクチンもすべてメッセンジャーRNAタイプに置き換えようという動きがあり、不安で仕方ありません。**私は、子どもや赤ちゃんには一部のワクチンが有用ですが、高齢者にはそもそもワクチン自体、不要だと思います。**

定期的に集う場をもとう

定期的に集う用事をもっていますか？
人と会って話すことは、究極の脳トレ。
不要不急どころか、脳の健康維持には欠かせない。
自分一人ではできない楽しみもある。

ここまでは自分一人でやる努力でしたが、「誰かと」も大事です。会食でも、ゴルフでも、カラオケでも、定期的に「集う」ことも大切にしてほしいと思います。人が集まると、会話をします。笑顔であいさつをします。それだけでも、認知症予防になるのです。

笑顔をつくるには、脳の働きが重要です。表情筋をうまく動かすという適度な運動にもなります。何より、人と会っておしゃべりをすれば、脳がバンバン刺激されます。

それに、話すには、顔の筋肉も、声帯などの喉のあたりの筋肉も使いますよね。おしゃべりをするだけでも、頭と体を同時に使っているわけです。

また、おしゃべり好きな人は、嚥下も上手。逆に、あまりしゃべらない人は、嚥下も下手になりやすい。

声を出すことと、うまく飲み込むことは、どちらも口を使って行う動作ですから、関連しているのです。嚥下体操や嚥下トレーニングもありますが、おしゃべりをするだけでも、自然に嚥下のトレーニングになります。

新型コロナが流行したときには「ステイホーム」「不要不急の外出は控えて」としきり

に言われて、みんな自宅に閉じこもっていました。その間に脳への刺激が減って、口を動かす機会も減って、認知機能を悪くする高齢者が増えました。誤嚥性肺炎も増えたように感じます。やっぱり人と会わない、しゃべらない生活をするうちに、嚥下機能を悪くする人も多かったのでしょう。

コロナ禍の3年間は、デイサービスさえ利用する人が減りました。しかも、デイサービスに行ったら行ったで、あの頃は、「しゃべったらダメ」と言われ、みんなで一緒に歌うこともゲームをすることもできず、ただじーっと時間が過ぎるのを待つだけ……なんてところもありました。いったい、何のためのデイサービスなのか……。

女性は、趣味の仲間や学生時代からの友人、ご近所さんなど、定期的に会う人がいて、集う習慣のある人が多いもの。心配なのは、男性です。仕事を辞めたら、行く場所もなければ、会う人もいなくなった……なんてことになっていないでしょうか。

どこか集う場を見つけてほしいと思います。

興味があるものなら何でもいいので、俳句の会でも、健康体操の会でも、近所のコミュニティを見つけて所属してみるのもいいですね。

音楽もおすすめです。聴くだけでもいいですが、下手でもいいので、何か音楽を始めてみませんか？　私も小中学校の音楽の成績は1でしたが、なんと、ライブに挑戦しています。人前で演奏しなくても、誰かと集って音楽を楽しむだけでもいいですね。

それから、私は昔からスナックという場が好きです。初めて入るお店でも、周りの会話を聞いて「この人はどんな人やろ？」と想像しながら、少しずつ距離感を縮めていくうちに、自然に交流が生まれます。通っているうちに顔見知りになって、気の合う友人ができるかもしれません。

スナックは、貴重な地域交流の場。年齢も職業もバラバラな人たちと異文化交流をすることは高度な脳トレです。もちろん、カラオケも効果バツグンです。

俳句の会も音楽もスナックもハードルが高いという人は、まずは散歩中に笑顔であいさつすることから始めましょう。慣れてきたら勇気をもって話しかけてみる。勇気が出なければ散歩中の犬に話しかけてみましょう。「かわいいですね」と愛犬をほめられて、嫌がる飼い主はいませんから。

絶対にボケない、という強い意思を

100歳前後でも年相応の物忘れくらいで
ボケずに天寿を全うした人たちを思い返すと
ボケない習慣をちゃんとしていた。
まずは、「ボケへんで!」という心づもりから。

１００歳近くでもまったくボケていない人たちを見ていると、「絶対にボケない」という強い意思を感じます。

そして、認知症予防を意識した暮らしを続けておられます。

これまでに出会った元気な長寿者を思い返してみると、やっぱりみなさん、よく歩いています。ただし、「よく」と言っても、たくさん歩いているという意味ではありません。歩くことを毎日の生活に取り入れているという意味です。

脳も体も使わなければ衰えます。逆に、使い続けていれば、維持することができます。私が診ていた患者さんのなかには、１００歳近くになっても家からクリニックまで歩いて来られる方もいました。そういう方は、頭もしっかりされていました。

逆に「歩いてね」と伝えても、どうしても歩いてくれない方のなかには、だんだん認知症になったり、うつっぽくなったりされる方もいました。

1日に1万歩をめざす必要はありません。特に後期高齢者は、たとえ健脚であっても1日6～8千歩を目安にしてください。歩数よりも、毎日続けることが大事です。

また、元気な長寿者はみなさん、よく嚙んでいます。なかにはひと口ごとに60回嚙むという方もおられました。でも、現実的には30回噛めば十分でしょう。できれば、1回の食事に30分以上かけていただきたいと思います。

ちなみに、『養生訓』を書いた貝原益軒は、平均寿命が40歳を下回っていた時代に84歳まで生きたのですが、養生訓を書いた83歳の時点で32本の歯が残っていたそうです。「歯も一本も抜けていない」と自信満々に書き残しています。

それから、元気に長生きされている方の暮らしぶりは、みなさん質素です。質素とは、暴飲暴食はせず、腹八分目を守っているということ。日野原先生も、小食でした。少量のステーキなど、お肉を食べるシーンがよく紹介されていましたが、実際は魚のほうが多かったと聞きます。魚、とくに背の青い魚はＥＰＡやＤＨＡが豊富です。これらは動脈硬化を予防する成分として有名です。

ボケることなく１１５歳まで生きたヘンドリック・ヴァン・アンデル・シュパーさんというオランダ人女性も、ニシンが大好物で、毎日生のニシンを一切れ以上必ず食べていたそうです。ニシンも、ＥＰＡやＤＨＡの豊富な青魚です。

彼女は、死後、自身の希望で脳が解剖され、脳の海馬にはまったく萎縮が認められなかったことが知られています。113歳のときの認知機能検査でも正常でした。

マイペースなところも、元気な長寿の方には共通しています。

不安を抱きやすい人、心配性の人、マイナス思考の人ほど認知症になりやすい、とよく言われます。私も、これまでに多くの患者さんを診てきて、悲観的な人ほど認知症になりやすい傾向にあるように感じます。

「ボケたらどうしよう」と起こってもいない未来をアレコレ心配するよりも、「まだボケへんで」とあっけらかんとされている人のほうが、やっぱりボケにくいです。

90歳も過ぎれば、大半の人が認知症を患うものですが、最期までボケることなく、天寿を全うされた方もいました。お子さんを先に見送り、105歳まで一人暮らしを続けて、ご本人の意思で自宅でお看取りさせていただいた方も。そういう方々は、ここまでに紹介してきたような認知症を遠ざける習慣を、自然になのか、意識的になのか、されていたのだなと気づかされます。

何もかも、できなくなるわけではない

認知症になるとすべてができなくなる、と思っていませんか？
「全部」できないわけじゃなく、「あること」ができないだけ。
できないことだけサポートしてもらえば、社会参加もできる。
「認知症＝何もできない人」という誤解を改めよう。

丹野智文（たんのともふみ）さんという、若年性認知症をもつ方がいます。

丹野さんは、39歳のときに若年性アルツハイマー型認知症と診断されました。当時は自動車販売会社の営業マンとして働いていたものの、物忘れがひどくなって、社内の同僚の顔と名前がわからなくなったり、商談をしたばかりのお客さまの顔と名前が思い出せなくなったりしたことが、病院に行ったきっかけだったそうです。

丹野さんには何度か尼崎に講演に来ていただき、一緒に食事をさせていただきました。講演で話されていたのは、**「認知症になっても、できないことだけ手伝ってもらえば普通に暮らせるし仕事もできる」**ということ。


丹野さんの場合、物忘れのほか、今がいつかわからない、今いるのがどこかわからないという見当識障害があります。そのため、その日の体調によって、一人で電車やバスの乗り換えができないことがあります。

ただ、認知症と診断されてから、丹野さんは運転免許証を返納し、毎日、バスと電車を乗り継いで会社に行くようになりました。毎日のこととはいえ、ふとしたときに、「ここはどこだろう」「どこで降りればいいんだろう」と不安に駆られてしまうことがあります。

そこで丹野さんは、「若年性アルツハイマー型認知症の本人です」という一文とともに通勤経路を書いたヘルプカードをもち歩くようにしました。そのカードを見せながら周りの人に「教えてください」と声をかけると、すぐに教えてもらえるようになり、通勤できるようになったそうです。丹野さんは、営業から事務に仕事の内容は変わったものの、今でも会社勤めを続けておられます。


認知症になると、できなくなることもあります。

でも、全部ができなくなるわけではありません。

さまざまな認知機能のうち、「あること」だけが障害されて、できなくなるのです。それは一つかもしれませんし、二つ、三つ、四つかもしれません。でも、全部が障害されるわけではありません。

多くの人は「認知症の人＝何もできない人」と思っているでしょう。決してそうではありません。

最終的にできないことが増えていくことがありますが、「老化の延長に認知症はある」と書いたように、突然いろいろなことができなくなるわけではありません。そうなる前には「あることだけができない」という期間があるのです。

だから、丹野さんのように、できないこと、足りないことだけサポートしてもらえば、仕事を続けることもできますし、社会参加もできます。

最近、丹野さんだけではなく、認知症の当事者が名乗り出て、インタビューに応じたり、講演を行ったり、本を出したりすることも増えていますよね。丹野さんの物語は、自著に記されているだけではなく、『オレンジ・ランプ』という映画にもなっています。

認知症になったからといって、何もかもができなくなるわけではない——。

そのことを世間の人も知らなければ、多くの医者も知りません。真実を知り、偏見をなくすことも、大認知症時代に向けて広く訴えたい大事な心得です。

おわりに

最後まで読んでくださり、ありがとうございます。
以前から、2025年には大認知症時代がやってくる、と言われていました。認知症の人が700万人に達し、高齢者の5人に1人は認知症になる、大変だ、と。というのは、2025年には戦後のベビーブーム世代である団塊の世代が、全員75歳以上になるからです。認知症は、もはや誰にとっても他人ごとではありません。

そして、コロナの3年間、いろいろな要因で認知症は激増しました。過度な自粛やコロナ後遺症によるブレインフォグもありますが、頻回のワクチン接種の影響がいちばん大きいと私は考えています。気がついたらもはや街中が大なり小なり認知症だらけです。コロナが大認知症時代を加速させたのです。ワクチン毒の解毒法に関する書籍が何冊か出ていますが、怖がっているばかりだとそのストレスで認知機能が低下します。

しかし、認知症は日常生活のなかで予防や阻止することができると思います。そのカギを握るのは、画期的な薬や特殊な点滴ではなく、運動、食事、趣味、社会参加などいたって単純な習慣です。つまりは、自分の生き方次第です。

「信じる者は救われる！」と、前向きに認知症を遠ざける習慣を日々の生活のなかに取り入れてほしいと願います。マスクを外し、ワクチンもやめて、笑って過ごしましょう。

年齢を重ねれば、多少の物忘れは誰にでも出てきます。悲観的にならず、そういう年頃になったんやなぁ、と自分も周囲もおおらかに受け止めましょう。

長生きして、軽い認知症になったまま、寝たきりにはならずに人生の幕を閉じる。

そんなゴールをめざして、みなさんも一緒に認知症予防に励みましょう！

参考文献

『養生訓』貝原益軒／松田道雄・訳　中央公論新社
『病気にならない15の食習慣　楽しく生きる長寿の秘訣』日野原重明／天野暁　青春出版社
『私の脳で起こったこと　レビー小体型認知症からの復活』樋口直美　ブックマン社
『認知症の薬をやめると認知症がよくなる人がいるって本当ですか？　僕が「コウノメソッド」で変わった理由』長尾和宏／東田勉　現代書林

著者プロフィール
長尾和宏（ながお・かずひろ）
１９５８年 香川県出身。１９８４年 東京医科大学卒業。医師・医学博士。公益財団法人日本尊厳死協会副理事長としてリビングウイルの啓発を行う。映画『痛くない死に方』『けったいな町医者』をはじめ出版や配信などさまざまなメディアで長年の町医者経験を活かした医療情報を発信する傍ら、ときどき音楽ライブも。

○まぐまぐ！「痛くない死に方」→

○ニコニコ生放送「長尾チャンネル」→

コロナと認知症
～進行を止めるために今日からできること～

2023 年 12 月 25 日　　初版第一刷発行

著者	長尾和宏
構成	橋口佐紀子
カバーデザイン	秋吉あきら
本文デザイン	アーティザンカンパニー
アドバイザー	原久仁子
編集	小宮亜里　黒澤麻子
営業	石川達也
発行者	小川洋一郎
発行所	株式会社ブックマン社　http://bookman.co.jp 〒 101-0065　千代田区西神田 3-3-5 TEL 03-3237-7777　FAX 03-5226-9599 http://bookman.co.jp
ISBN	978-4-89308-968-7
印刷・製本	図書印刷株式会社

定価はカバーに表示してあります。乱丁・落丁本はお取替えいたします。